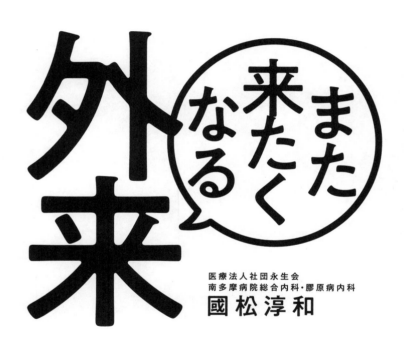

また来たくなる外来

医療法人社団永生会
南多摩病院総合内科・膠原病内科
國松淳和

金原出版株式会社

外来？
大丈夫
できるって。

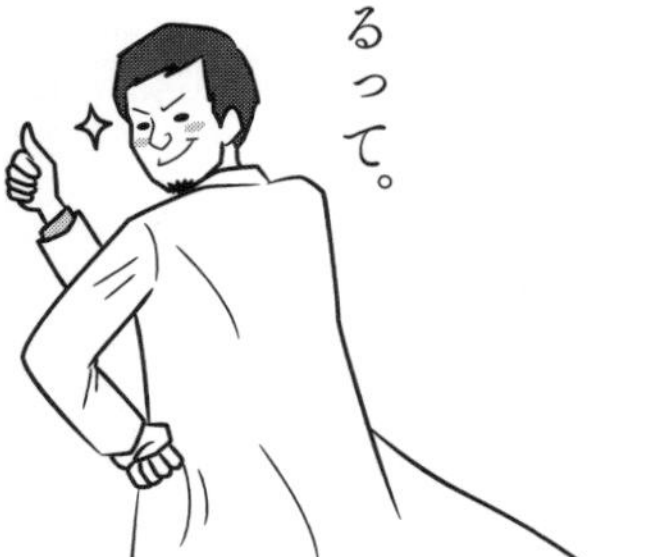

いやほんとほんと大丈夫大丈夫。まかせて。・・・え？違う違う、
ほんとだよ。いけるから。できるから。うそじゃないって。
まじで。大丈夫だから。信じて。本当だって。ちょ待っ

はじめに

みなさんこんにちは。私は國松淳和と申します。他の医師よりも少し、多く本を書いているる内科医です。そのわりに、意外と自分のことを本で話す機会は多くないなと気づいたので、ここでは「本の紹介」や「執筆にかけた情熱」や「周りのすべての人に感謝」みたいなものではなく、「私のこと」をまずは書こうと思います。

正直、私はこんなにたくさんの本を書くことになるとは思いませんでした。というのも、特に国語の成績がよかったわけでもないですし、弁が立つわけでもないですし、本は好きでよく読んでいましたが、生まれつき足が速く運動神経がよく、どちらかというと体育会系で、文学少年のイメージとは程遠い子供時代を過ごしていました。医学部医学科に入るためには通常、高校時代にそれなりに勉強する必要がありますが、凝ってやったなあというのは数学の難しい問題を解くことくらいでした。家庭は特に文学に染まってはいなかったですし、身内に物書きはいません。私が文章をいろいろと書くようになったことについて、私のルーツを掘り下げても、特に興味深いことは出てこないと思います。両親や兄弟、かつての恩師などに聞いても、私が本を執筆するなどというイメージは到底わかなかったでしょう。

まず私は、世の中に「正しいこと」を広く啓発する気概も意図も指向もありません。これは、厨二病的に言っているのではなく本当にそうです。これに大きな理由はありませんが、「正しいこと」というのは、いつも相対的で曖昧だなあと昔から考えていたというのはあります。個人的に重要なので念を押しますが、私が本を書くのは「正しいこと」を広めたいからではなく、「自分の考え」を伝えたいからです。自分の考えが全部正しいと思っているわけではありませんが、このあたりのことはすごく重要だと思っています。

次に私の日々のことです。私はこうした執筆を中心にして、生活しているわけではありません。未来のことは誰もわかりませんが、私は「作家」と名乗ることは今後もないと思います。臨床医です。専門は内科学です。詳しい専門領域は、熱が出る病気と公表はしていますが、実際にはもっと何でも診ています。

月曜日から金曜日まで、水曜日以外は現在勤務している病院で毎日外来診療をしています。水曜日は、愛知県の田舎で家庭医のようなことをしていますが、やはり外来をしています。田舎といえども侮れませんよ？　ツツガ虫病やめずらしい自己免疫疾患などにも、たまに出会います。水曜日以外の平日は、現在の勤務地で八王子市の人たちに一般内科医として外来診療をしています。今は患者さんが増えてきて、新規の初診は（遠方の患者やセカンドオピニオンも含め）紹介で受けることがやや多いですが、基本は八王子市の地域医療です。二〇〇五年から二〇一八年までは、東京都新宿区の国立国際医療研究センターに在籍していました。特に二〇一一年からは総合診療科に移り、研修医たちを率いて外来診療を支援・実践する機会を得ました。非常に貴重な経験でした。

私よりも、もっと修羅場のような外来を勤め上げてきた方も当然いらっしゃると思いますが、このように私もそれなりの臨床はやっていまして、いろいろな場で多角的に自他の外来診療を見つめてきました。

今回ここに上梓する「また来たくなる外来」は、そういう経験知を結集したものです。

……あ、今とてもかっこよく言いましたがちょっと違いますね。そんな綺麗な話ではなく、外来診療をうまくやるということを書籍で伝えるために、どうするのが一番よいかをまず考えたのでした。しかし、私の中にある、ある種の臨床知を一通り列挙してみても、読み手の外来診療はただちに上手くならないのでは、という懸念がありました。なぜなら、それでは単に知識の「授与」という形になってしまい、主体性が不在となるからです。

みなさんの明日からの外来診療を「変える」にはどうしたらよいか考えたときに思いついたのが、『自己啓発本』という表現形式でした。読み手からみて、外から知識を得る・入れるのではなく、内側から変化を促す。「言うは易し」ですが、今回はこんなようなことを試みました。もしこの本を話題にしてくださるギョーカイ人あるいは書店員さんがいるのでしたら、こう紹介してください。「これは《医学書×自己啓発本》です！」と。

こんな医学書らしからぬ企画を成立させようとする医学系出版社の編集者といえば、金原出版の中立稔生さんくらいしかいないですし、本当に成立させてしまうのは金原出版くらいしかないのかもしれません。特に中立さんは、私のマネージャー的な業務まで追加賃金なしにやってくださっていて、そのうち訴訟を起こされるのではと怖れていますが、日頃の感謝をここに申し上げておきます。こういう近しい人への感謝が、巡り巡って結果的に多くの人へのお役立ちに繋がるのだとしたら、そんなお得な話はありませんよね。

二〇二〇年四月吉日

医療法人社団永生会南多摩病院 総合内科・膠原病内科

國松淳和

目次

はじめに　iv

CHAPTER 1 今日も外来が憂うつな医師たちへ

① さぁ、外来診療について語ろう――2

外来診療が苦手な医師たちへ　2／外来診療は、教えられない　3／結局何が足りないのか？　4／この本の目指すもの「また来たくなる外来」　5／「また来たくなる外来」を目指す理由：その意義を示す一例　7／ではどうすればいいのか？ ～外来診療用の『意識改革』を～　10

② なぜ「また来たほうがいい」のか――12

たぶん、すべての患者さんが「また来たほうがいい」 12／外来診療における「時間学」 13／外来診察における「患者―時間圧」 16／うまくいかない理由 17／外来診療の「時間学」からみた、最適な時短術の原則 18／重要なのは、受診の間隔 19

③ まったく自信がない人へ――21

今までの外来診療は、全部間違い 21／医師のモチベーション 22／患者さんと向き合ってはいけない 24／患者ではなく、自分のことを常に考えよ 25／さあ、外来どうする 28／「北風と太陽」の太陽作戦 28／挨拶という有能すぎるキラーワード 31／罪悪感を持つべき理由はない 32／患者は、宇宙人であると考える 34／外来診察序盤のコツ 35／初診の序盤に好感を持ってもらうために 36

外来のバックヤード❶ 私は、寄り添ってはいない 38

④ 患者との適切な距離感をいつも考える――40

あなたが苛立つ理由 40／患者さんとの距離感の重要性 41／患者さんとの距離と、診療の成否との関係 42／患者さんとの「距離感調整」の基本的な考えかた 44／向き合うな、同じ

方向を見ろ　46／やはり怒ってはダメ　48

⑤ 医師側の心がまえ――49

外来をやるとくたびれる理由　49／外来は舞台と思え！　医者は俳優　50／舞台から降り、楽屋や会場外ではもう普通の人でいい　51／舞台に上がる前の衣装チェック　53／「患者さんに親切にする」という劇を演じる感覚　54

⑥ 患者さんを呼び出す直前の準備――57

さあ、患者さんを呼び出そう　57／外来診療における不安　58／研修医がいきなり外来？　59／研修医の外来は、どうだったか　61／研修医が、外来をやれてしまうわけ　62／外来が不安な「自分」をどう考えるか　63／外来直前に「してはいけない」こと　～不安のメカニズム～　65／初診外来の診察直前の不安な気持ちに、どう対応するか　67

外来のバックヤード②　「うちの科じゃない」「経験がない」と感じたら　71

CHAPTER 2
病歴聴取が苦手なあなたへ

⑦ **患者さんを呼び出したら**——74

丁寧な挨拶と言葉づかいの重要性　74／序盤戦の言葉選び　77／付き添い者への最大限の配慮　78／付き添い者をどう変えるか　78／怒る患者　81／お待たせした場合の奇策　82／苦手な人はとにかく「労い」から　84／無理に目を合わせる必要はない　85

⑧ **患者さんの望んでいることを知る**——87

患者さんは、何しに来たの？　87／患者さんは「良い子」になろうとする　88／やはり語らせる　89／「病歴聴取はアート」にさせないために　90／探り合いではないけれど　91／プロファイリングしてみよう　93／患者さんの望んでいることを知るために　95

外来のバックヤード❸ **カルテの書きかた**　99

⑨ 國松流・病歴聴取の技法 〜起〜 101

病歴は、医者が完成させるもの 101／ダメな病歴聴取 その一 103／ダメな病歴聴取 その二 105／ダメな病歴聴取 その三 108／ダメな病歴聴取 その四 110／病歴聴取における、医師の恣意性とは 111

⑩ 國松流・病歴聴取の技法 〜承〜 112

病歴をつくるには 112／仮説なしに、展開できない 114／ギャンブラーの気持ち 116／初診外来の病歴聴取とギャンブルの類似性 119

⑪ 國松流・病歴聴取の技法 〜転〜 123

そして、話がはじまった 123／患者は師匠、医者は弟子 124／相槌、合いの手 125／オープンエンド・クエスチョンの裏 128／発想の転換から 130／パターン別対策 〜やはり話が途切れない人〜 132／話の切り上げかたの具体的実践 133／話を、こちらが逸らす 137／雑談を入れる？ 入れない？ 138

⑫ 國松流・病歴聴取の技法 ～結～——140
締めに向かう 140／外来診療の目標 141／治療を先に考えて問診？ 143／この後何をするか一つ決めるだけでいい 144／最難関の『仮説生成』をどうする 146／能動的な病歴聴取 147／病歴聴取に、うんざりしないで 148

CHAPTER 3
治療という「施し」を考えよう

⑬ 仮説の立てかた——152
臨床推論のどこに問題があるのか 152／仮説の立てかたは教えられるか 155／仮説生成のトレーニング その一 156／仮説生成のトレーニング その二 159／診断推論で最も大事なプロセス 170

外来のバックヤード④ 秘策？ 外来時短術 172

⑭ 検査という道具の使いかた――175

外来診療における検査という道具 175／「検査」の効能 176／「検査」は患者さんとの距離を適正化するための道具 176／検査の効能の正体 179／「身体診察」の効能 180／治療としての検査、検査としての身体診察 182／いざ、検査室に行ってもらう 185／豊富な選択肢の一つとしての検査 187

⑮ いつも心に「施し」を――189

診療の主役は治療 189／「適切な診断があってはじめて正しい治療が決められる」は正しいか 190／診断の一部は仮説に基づいている 191／うなぎの掴みどりは、うなぎがすり抜けることを前提にしている 192／診断にこだわりすぎてはダメ 194／「施し」とは 194／いつも心に「施し」を 197

⑯ 対症療法をしよう【準備編】――198

対症療法、してますか？ 198／対症療法を考えることは、外来診療を考えることなり。 199／「症状観」と「薬剤観」 200／症状観 202／薬剤観 206／薬剤観を持つ医師の視座 207／対症療法をしよう 210

⑰ **対症療法をしよう【実践編】〜対症療法のための症候学〜——211**

対症療法のための症候学　211／一続きの思考　212／治療が対症療法となる疾患たち　215／■片頭痛　215／■ノロウイルス感染症　220／■良性発作性頭位めまい症（BPPV）　223／■全身の疼痛（疼痛性障害）　228／「対症療法のための症候学」という旅　232

外来のバックヤード⑤　**できない共感なら、しなくていいけれど**　234

CHAPTER 4

「また来たい」と言われたい

⑱ **またあの先生のところに行こうと思ってもらうために——238**

「普通の」医者はしない配慮をしよう　238／医療費のこと、お金のこと　239／マジックフレーズ「何か聞いておきたいことはありますか?」　241／「笑い」はあるほうがいい　244／やっぱり「患者教育」　245／阻むのは、「定量障害」と「評価障害」　245／症状は外からやってくるので

はないということ　248／好かれるか、親切にするか、結果を出すか　249

Fin. 外来診療の名残――254

終わりは必ずくる　254／喧嘩別れはＮＧ　256／患者さんが立ち上がった後も情報収集のチャンス　256／心地よい余韻と名残を残すために　258／治療の終結のしかた「もう来なくていい外来」　259／主体性は医師にも　260／外来診療の適性　262／診断の話　263／自分の臨床哲学を持とう　266

おわりに　268

外来開始10分前に読む「また来たくなる外来」　270

CHAPTER 1

今日も外来が憂うつな医師たちへ

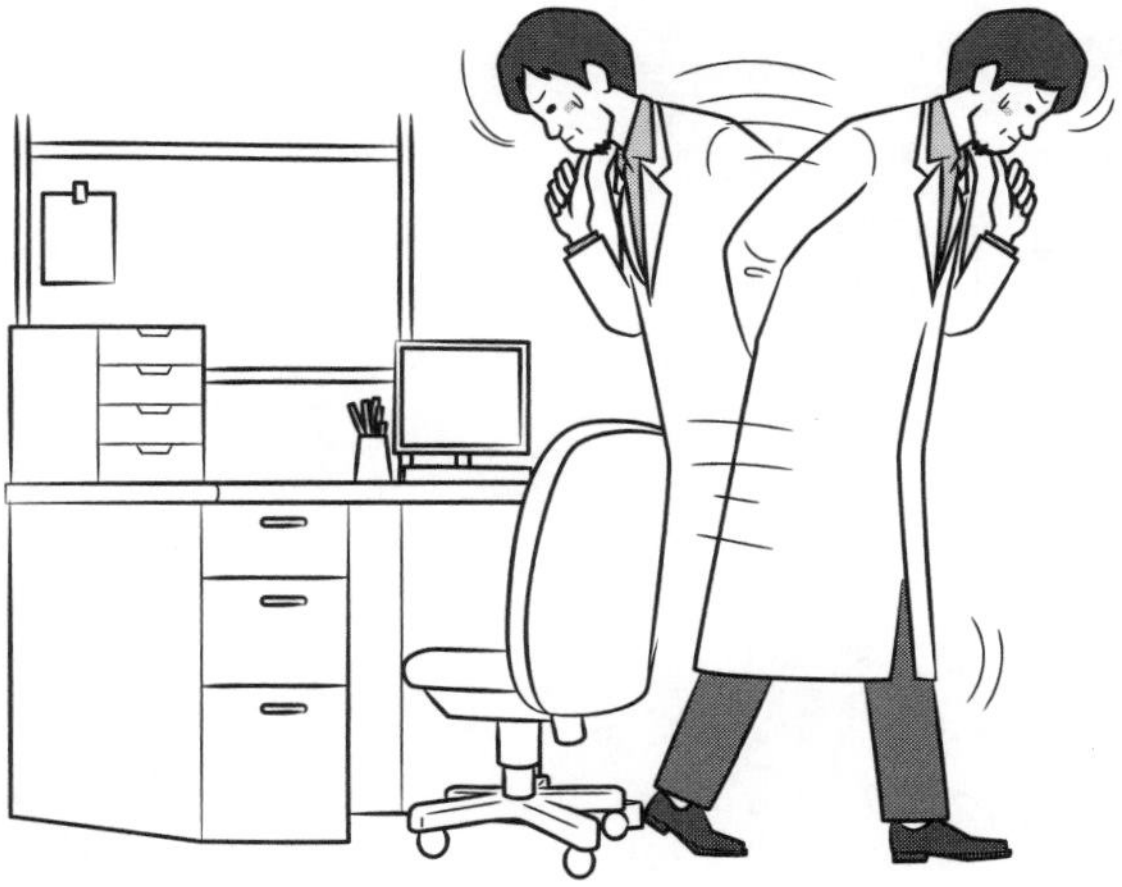

1 さぁ、外来診療について語ろう

外来診療が苦手な医師たちへ

これは外来診療についての本です。

よくある病気や症状についてのマニュアルやリファレンス、見逃してはならない病気たちのリスト、ピットフォールに嵌まらないように注意を促す記述。最近、こういった本は増えてきました。また外来教育・研修医を指導するための本も出てきましたし、専門医制度の改変によって、各専門科で自分たちの領域の専門医を育成することを（真剣に？）考えるようになったという時流にも助けられ、「外来診療をどう教えるか」「外来診療の研修をどうするか」についてようやく話がたどり着いて来た感があります。

はじめに述べておきます。この本は、外来診療を向上させるための本です。ただし、想

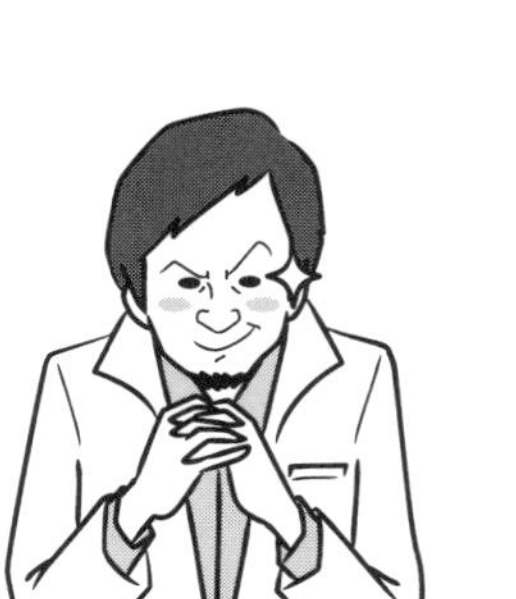

定する読者対象はズバリ「外来診療に自信がない人」です。医者としての経験値は問いません。初期研修医でも、卒後二十〜三十年のベテランドクターでも構いません。とにかく自分の外来診療、特に**初診の患者さんの対応に自信がない人、外来が苦手な人**を対象にします。患者さんはもちろん、そもそも人と話すのが苦手な人、少し難しい患者になると面倒臭くなってしまう人、患者さんと世間話ができない人、すぐイライラしてしまう人。とりわけコミュニケーション的なことに、自信もやる気もない「意識が低い」先生方に捧げたいと思います。

外来診療は、教えられない

いきなりでアレですが、**外来診療は教えられません**。日本語が変ですね。極秘という意味ではなく、技術を伝えることが難しいという意味です。「診療」に関しては、先に述べたようにさまざまな書籍や勉強会、あるいは学びのためのカンファレンスなどによって、質の向上や維持が可能です。でもこういうことだけでは外来診療は向上しません。

たとえばいくら私が「不定愁訴」の患者の診療の仕方について、「不明熱」の診療の勘所について、「仮病の見抜きかた」について、本に書き、示したとしても、それを読んでいざ自分自身で実践するのは難しいことです。どうやら外来というのは、知識や診察技術を身につけるだけでは、向上しないようなのです。ここは注目すべき点です。

結局何が足りないのか？

なかなか自分のスキルやレベルが上に突き抜けられない、ブレイクスルーできないというときは、**抽象理解が足りていない**ことが多いです。この話をすると「何だそれは、説明しろ」となるのですが、「こうである」とも説明できないのが抽象概念なのです。ここで臨床における抽象概念について詳述すると、それだけで一冊の本が書けてしまうくらいなので説明は控えます。

知識や診察技術があっても、本当によくわからないことについては太刀打ちできないことがありますね。外来診療が特にそうですが、患者という不確かな「生き物」と一緒に、症状・疾病という不確かな事柄について、会話という不確かな道具を使ってうまく診療するということは、いくら知識や診察技術があっても、どだい難しいことなのです。
しかし、これでは外来診療が苦手な先生方がいつまでたっても救われません。私がこの本で伝えたいことは、外来診療のスキルです。補足すると、外来診療に特化したスキルです。

接遇とかそういうことですか？　コミュニケーションスキルのことですか？　今流行りのアンガーマネジメントのことですか？

そうではありません。いくら接遇がよくても「慇懃無礼」という言葉があります。いくらコミュニケーションスキルで相手とうまくやりとりしても、論破されたような気分になったら患者さんは納得しません。アンガーマネジメント……については、そうですね、アンガーはマネジメントできません！

この本の目指すもの「また来たくなる外来」

この本の目指すものは、**外来診療のもたらす「結果」の向上です。**「またしたくなる外来」「自分の気分がよくなる外来」を目指すものではありません。

患者にとってよい結果をもたらすために、これさえやればいいというような必勝法はありません。知識、診察技術、会話、接遇など（これだけとは思いませんが）、これらをひっくるめた総合技術です。ただこれでは曖昧ですから、この本では、究極の目標あるいはアウトカムの指標を「**患者さんにまた来たいと思わせることができるか**」の一点に持っていくことにします。

「また来たくなる外来」にする技術。これが、この本で目指すものです。勘違いをしてほしくないのですが、これは良い人になろうとか、やる気を出す方法とか、コミュ障を克服しようとかというものではありません。そういうことは目指さなくていいし、しなくていいです。

この本の目指すもの、として一つだけ著者のわがままで付言しておきたいことがあります。今、この原稿を執筆している時点で「また来たくなる外来」にする技術というものが、どんなものなのか、自分にそれがあるのか、実はわかっていません。うまく言えませんが、この本を執筆することを通して、私がそういう技術を確認したり、場合によっては新しい技法を見出したりして、成長したいのです。有り余った私の力を分け与えるなどとんでもなく、この本を書くことで「わたし得」であるものにしたいのです。この点だけ、著者のわがままとしてご寛恕いただければと思います。

「また来たくなる外来」を目指す理由：その意義を示す一例

ここまで言い忘れていましたが、「また来たくなる」といっても患者の受診回数を増やして収益をあげようという、お金儲けの話ではありません。私は、私なりに「患者がまた外来に来る」ほうが、診療上の好結果をもたらしていそうだと感じています。「また来たくなる外来」を目指す一定の意義はあるのだと思います。

たとえば、ここに二人の糖尿病専門医のA先生とB先生がいたとします。

A先生は、すごいです。厳格な食事・運動療法、患者の生活全般にわたる自己管理の徹底。お薬の飲み忘れがわかった日には、手厳しい突っ込みが入る。予約日を守れない、予約キャンセルなど言語道断。とにかく厳しくスパルタ。通院している患者さんの平均HbA1cは何と7%を切っていて、A先生の診療成績は超優秀とされています。

一方、B先生の患者指導は非常に「緩い」。とにかく優しい。悪く言えば甘い。薬も「飲めたら飲んでね～」などと言う始末。ぜんぜん怒らない。全く自己管理がなってない患者ばかり通院しているせいか、通院している患者さんの平均HbA1cは9%台。

さて、このA先生とB先生、どちらが優秀でしょうか。通院患者のHbA1cでみれば、A先生のほうが名医でしょう。しかし、糖尿病を診る医者すべてが、A先生のようにあるべきでしょうか。

結論らしいものはありませんが、こういう問いのとき私がいつも注目しているのは、**A先生の外来をドロップアウトした患者さんがどうなったか**という点です。

A先生の外来に通えなくなってそのまま糖尿病が未治療のままとなってしまった人。こういう人たちがどうなってしまうか、どうなるリスクがあるかは臨床医であればよくわかると思います。

あるいはA先生の外来に通えなくなった後、B先生のような外来へ流れ着いたかもしれません。それならそれでいいのかもしれませんね。でも、まあA1cは高いままだと思いますけれど。

さて、ここで期せずして大まかにグループ分けされた二群。すなわち、「ドロップアウト後、未治療放置群」と「A1c的には悪いけど一応通院している群」の二群です。この二群、どっちが救われるでしょうか。私は、もう臨床医としての勘と主観で言ってしまいますが、後者だと思います（きっとエビデンスお兄さんがこれを示す文献を見つけて来てくれるはずです）。

もし前者の「ドロップアウト後、未治療放置群」が、糖尿病関連の合併症のうち不可逆的なものを発症してしまったら、A先生のしていることは、実はとても罪深いと思うのです。A先生の外来に継続的に通院できている患者さんたちは、言うなれば「精鋭」です。とても治療成績がよいので、合併症のリスクは十分回避できているし、具合もよいでしょう。しかし、それだけでいいのか。A先生について行けず、その後糖尿病治療が続かなくなってしまったために、結局脳梗塞になって倒れてしまったとしたら……。

さあ、ここで見出されるのは、A先生のような、管理の意識が高く、要はいわゆる「ちゃんとしている」医師が、必ずしも社会的によいアウトカムをもたらしていないかもしれない、ということです。

意識は高くなくていいんです。ちゃんとしてなくていいんです。うまくコミュニケーションしようとしなくていいんです。とにかくまた来てくれれば。**また外来に来てくれさえすれば、うまくいくかもしれない**のです。

その結果、継続診療につながり、定期通院するようになり、受診予約することでコンビニ受診が減ります。医者やコメディカルとの関わりが増えることで、知識が増え、リテラシーや自己管理方法を自然に身につけていってくれたりします。患者さんも、診察室内で長居することなく、先生に対して満足を得ることができるでしょう。満足したら、またきっとその患者さんは先生の外来に来てくれます。

ではどうすればいいのか？～外来診療用の『意識改革』を～

「また来たくなる外来」を作るために、どうしたらよいでしょうか。そのためには、「こういうときはこうせよ」的な指南を受けるだけではダメです。「考えかた」そのものを変える意識改革をせねばならないと思うのです。その意味でこの本は、みなさんへ自己啓発を促す本と言えます。

もうこの際ハッキリ言ってしまいましょう。

この本は医学書であって、しかも自己啓発本なのです！

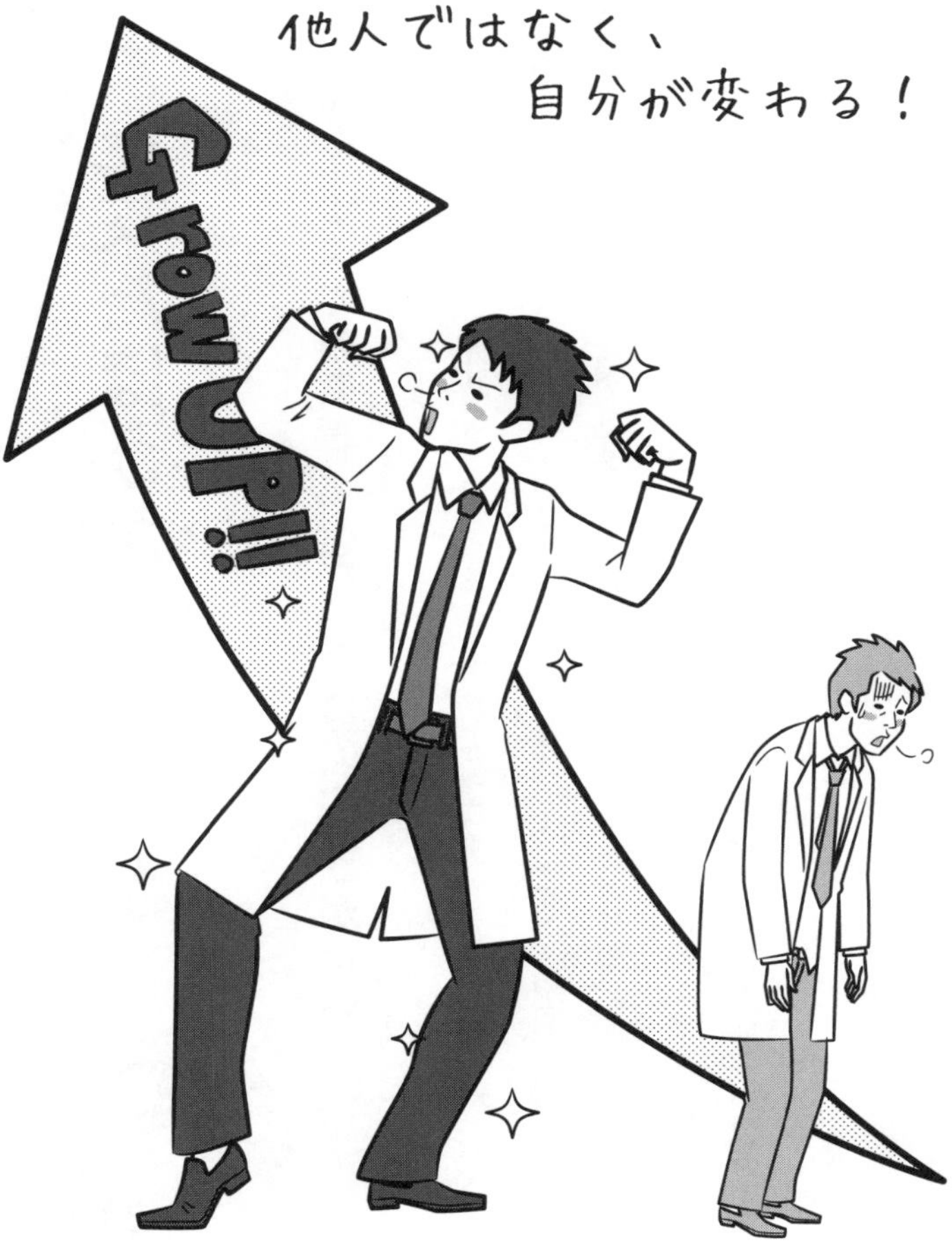
他人ではなく、
自分が変わる！
GrowUP!!

②なぜ「また来たほうがいい」のか

たぶん、すべての患者さんが「また来たほうがいい」

三分間診療。この言葉は死語などではなく、生きています。みなさんの外来も、私の外来も、今日も混雑しています。この点では、「また来る」などという行為は、それだけ外来を混雑させてしまうというデメリットが生じます。

ところで、受診回数が増えると、それだけ診察にかかる総時間が増えてしまうものでしょうか。あるいは、患者さんの満足度や安心感は、診察の総時間数と受診回数のどちらに正の相関がみられるでしょうか。「また来る」という患者が増えれば、本当に外来が混雑してしまうのでしょうか。ここでは、こうした疑問について考えてみたいと思います。

私はすべての患者さんが「また来たほうがいい」と思っています。

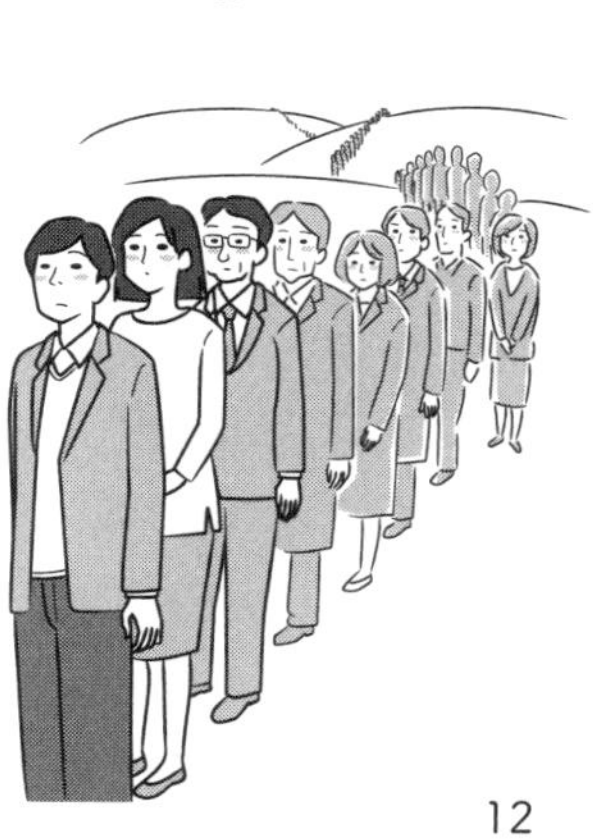

外来診療における「時間学」

外来診療には、入院病棟や手術室にはない、一種独特の「時間圧」があります。外来が入院病棟や手術室と違うのは、患者さんのほとんどが、起きていて、歩いていて、しゃべり、そして帰っていくという点です。外来診療では、医師のなす作業量だけで診察の所要時間が規定されるということはなく、「患者」という要因への作用と反作用の部分に多くの時間を要してしまうのが現実です。また、そうした「作用」は不確かです。感覚的に想定する所要時間が簡単に裏切られてしまうのが、外来診療なのです。このあたりに、外来診療における「時間学」のようなものが成立すると私は考えています。

このことは後で触れるとして、ここで個人的かつ恣意的なやりかたではありますが、私の外来で非常によくある事例を図解的に例示します。

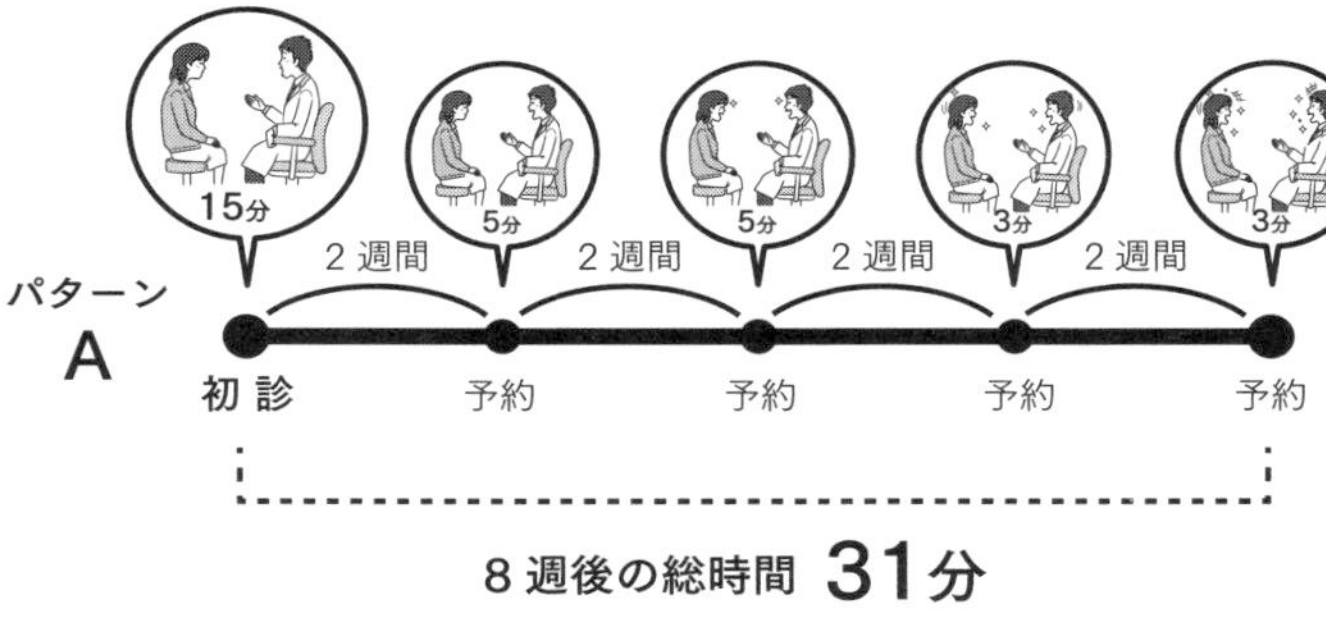
パターン
A
15分
5分
5分
3分
3分
2 週間
2 週間
2 週間
2 週間
初 診
予約
予約
予約
予約
8 週後の総時間 31分

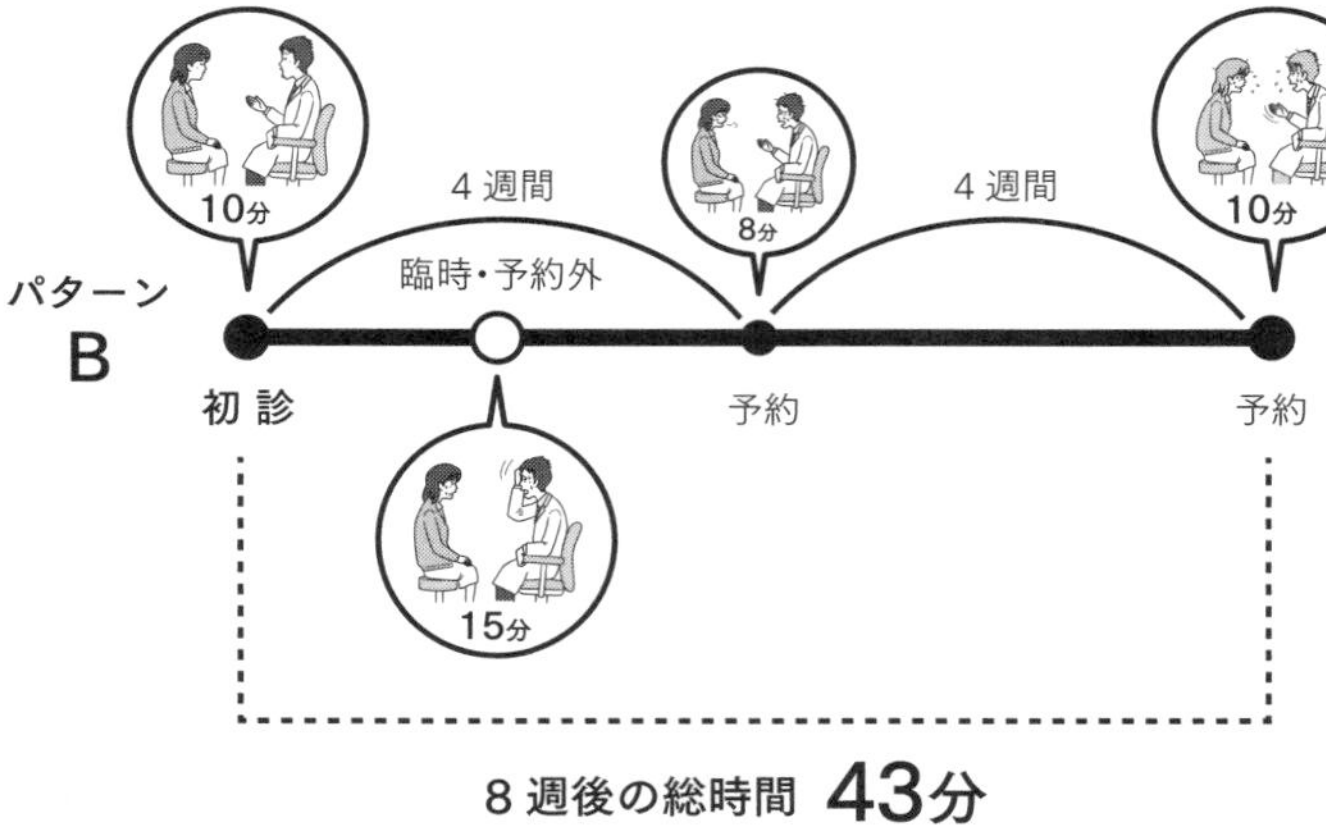
パターン
B
10分
8分
10分
4 週間
4 週間
臨時・予約外
初 診
予約
予約
15分
8 週後の総時間 43分

外来診療におけるパターンAとBを考えます（右のイラスト）。この両者は、ざっくりほぼ同じ背景の患者でほぼ同じ症状だとします。そしてそれぞれにおいて、なるべく最短で診察を終える最大限の努力はしていると仮定します。

まずパターンAは、初診に十五分かけ以後二週おきに診ている、ということを表しています。この診療では、初診に時間をかけ、かつ比較的まめなフォローをしているためか、医師の意図や考えに対する患者の理解が進み、八週後の満足度は高いようです。

一方パターンBは、多忙な中の初診で、かけた時間のわりにはあまり症状は聞かず、とりあえず最後にそそくさと検査のオーダー、処方を行っていたようです。次回は四週後の予約でしたが、患者さんは自分の症状がどうなるのか不安で、たまらずその前に臨時受診してしまいました。予約外受診ですから、けっこう待つことになります。患者さんは、あらためて症状についてほぼ一から語りはじめます。担当医は初診時に聞いたようなことは、もうあまり聞きたくはありません。付き添いのご家族は、待たされてやや苛立っているようです。この状況では、患者さんの話だけでなくご家族の話・心配も聞く必要がありました。結果、十五分かかってしまいました。今回は急な症状変化での受診だったので、次回の受診は本来予定されていた日になります。そして、その日もそれなりの時間を費やし（八分）、またさらに四週後に受診しています。

ここで、パターンAとBの比較において特筆すべきは、**診察一回あたりの診察時間**です。八週後の時点での受診回数は、Aは予定通りの五回、Bは予定外の四回の診察です。パターンAでは、初診にこそ時間がかかりましたが、以後三〜五分の診察時間で済んでいます。一方パターンBでは、思いがけず一回あたりの所要時間が増えています。おそらく担当医の思惑では、計三回の受診の予定で、それぞれ十分、三分、三分の合計十六分としたかったのだろうと思います。しかし実際には四十三分もかかってしまいました。パターンAで三十一分ですから、それと比べてもオーバーです。

感覚的に予想される外来所要時間が簡単に裏切られて、急いだからこそかえって所要時間が増えてしまいました。これが外来診療の象徴的な例です。

外来診察における「患者ー時間圧」

私は、外来診療の中で医師が急ごうとすると、そこに「圧」が生じ、ある閾値を超えると（あたかも入れ物から水が溢れてしまうように）、かえって取り散らかってしまうイメージを抱いています。そしてその「圧」は、患者さんの安心感や納得、満足度のようなものによって減ぜられると考えています。よって外来診療をいかに早く終わらせるかは、患者さんの安心をいかに早く得られるかに依存しているのです。

しかしここで容易に矛盾が生じます。「いかに早く」と意気込むこと自体が、時間圧を高めてしまい、かえって溢れてしまい、場を収拾することに時間がかかってしまう結果になるのです。

外来診療という特殊な時間圧が発生している場では、医師の意思や意図は、患者さんとのやりとりの中で反作用として働きかねないのです。

うまくいかない理由

計算通りにいかない一番の理由は、患者さんは物ではないからです。医師、ひいては医療は、ある程度標準化されたものを患者さんに提供することができます。しかし患者さん側はそうはいきません。当たり前ですが、患者さんは感情を持ち、ものを思う生き物です。理由や納得を望む人間であり、その上、症状という困り事を抱えてやって来ています。医療の現場の中で、**一番計算通りにいかない因子が患者さんなのです**。医師の発言、態度などによって、正の方向にも負の方向にも容易に変化してしまいます。

外来診療の「時間学」からみた、最適な時短術の原則

ではさきほどのパターンAの診療が、Bよりも短く済んだ理由を考えてみましょう。一番の本質的な理由は、また二週後に受診が確約されていることの安心感です。

「二週」という数字に根拠や深い意味はありません。ただ、毎日でも診てもらいたいと思っているような心配性の患者さんが、ギリギリ許容できる受診間隔が二週間だという経験則があります。社会に生きる人間のリズムなのでしょうか。いつか、書籍『渋滞学（西成活裕、新潮選書、二〇〇六年）』のような形で、患者さんの受診回数や診察に要する時間に関する諸現象を数学や物理学で解明してみたいです。

閑話休題。ここで重要なのは、**医師のほうから二週後にまた会うことを提案する**という点です。この能動性が、患者さんの安心を生んでいるのです。患者さんは、医師の時間を奪いたいなどと思ってはいません。初診に十分な時間を取ることができれば理想ですが、

より重要なのは、受診の間隔なのではないかと考えています。

重要なのは、受診の間隔

もし患者さんが、症状のことで心配が生じたとします。もちろん、急激な変化や重度な症状であれば、すぐに臨時受診することは当然かつ適切でしょう。そうではなく、緊急で受診するほどではないけれど心配だ、というような状況のときです。このとき、数日後〜一週以内に次回の受診日が控えていたなら、まあその日まで様子をみてみようという気にもなるでしょう。「予約日に行けばいい」という、こんな単純なことでも、次にやることが決まっていることの安心感は絶大なのです。

「定期的に会う」ということの安心感は、周期し綺麗な三角関数で表せることの美しさに通じているのかもしれません。ここでスキルとしてできることは、**患者一人一人の診療に周期性を持たせる**ことです。そのために、患者さんに定期的に診ていくことの良さを示すことが大切になります。定期通院することに、一定の安心とメリットを感じてもらう工夫を、医師はする必要があるということです。つまり患者さんとしては、基本「また来たほうがいい」のです。

「また来る」ことで安心・安定につながり、それこそが、めぐりめぐって時短につながるのだと私は信じています。また患者さんからしても「また来たくなる」ことがメリットにつながります。それが、私が「また来たくなる外来」を目指す理由なのです。

③ まったく自信がない人へ

▼今までの外来診療は、全部間違い

出だしから過激ですみません。本というのは、熱心でちゃんとされている人ほど読むものですから、これを読まれているほとんどの先生の外来診療が「間違い」というのは言いすぎでしょう。

ここで言いたかったことは、これまでにロクな（失礼）診療をして来なかったと思っている先生、つまりこれまでの蓄積がなくても問題ないということです。ただし、何もない状態からはじめてもよいとする代わりに、「内的変化」は必要です。そもそもの患者と接するにあたっての考えかたの変革に関する話になるのです。これについてはどうかお付き合いください。

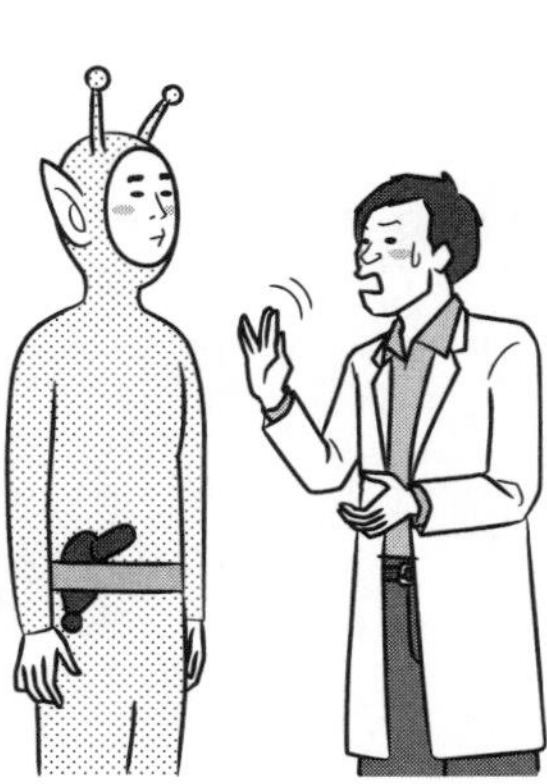

医師のモチベーション

医師が臨床を続けるうえで、モチベーションとすべきものとは何でしょうか。これは、外来診療に通ずることです。

私は臨床医を支えるモチベーション（とすべきもの）には「ビッグ2」があると考えています。まず一つ目は、**何といっても知的好奇心です**。これがあると強いです。よくわからなかったあの患者さんが実はこんな診断だったとか、この症状にこの薬がよく効いたけれどどういう機序だろうかとか、そういうささやかなものも含みます。

逆に、知的好奇心を持つことや維持することを忘れたり放棄したりすると、かなり不健全な状態になります。患者さんの言うことに耳を貸すゆとりがなくなり、ちょっとしたことで苛立ちやすくなります。そもそも思い通りにいかないのが臨床なのに、思い通りにしようともがいたり、仕事が嫌になったりします。

ここでいう知的好奇心とは、どちらかというとサイエンス的なことを指しています。理想の医療現場を目指す、のような理念的なことや意識の高さのことでは決してありません。

そもそも「誰にとっても」「あたたかい」社会というのは存在しません。安定や成熟は社会に必要ですが、達成し得ない理想論を掲げるリスクをここでは見据えるべきです。達成できないというのは体に悪いのです。

皆が幸せ
いつも笑顔で！
かけがえのない
ぬくもりの医療
人助け
手と手をつなぐ
やさしさ
絆
一人一人に向き合う
友愛

脈絡なくランダムに書きましたが、**このようなことを、臨床を続けるモチベーションにしてはいけません**。理由はたくさんありますが、一番は「疲れる」からです。皆が幸せになることは無理だし、いつも笑顔でいることはできません。ぬくもりや絆という言葉は、一見感触はよいですが、あまり中身がありません。

▼患者さんと向き合ってはいけない

一人一人に向き合う、というのもかなり善良で親しみやすい、有名なスローガンに思えますが、理想論です。そもそも医師法第一章・第一条、つまり一番はじめに「医師は、医療及び保健指導を掌ることによって公衆衛生の向上及び増進に寄与し、もって国民の健康な生活を確保するものとする。」とあります。つまり医師は個々の健康に関する対処をしつつも、医師法の定める目線は「国民」にあります。しかも「公衆衛生」という、比較的多くの人を対象にした視点を忘れないようにというニュアンスが感じ取れます。

つまり、**医師という存在は誰かの私物になってはいけない**のです。言い換えると、医師は患者に近すぎてはダメで、社会的・公共的な存在であるべきなのです。本質的なことだけ述べれば、患者との距離感がきわめて重要だということになります。もうこれは、本項の中でというより、本書で最も大切な要点かもしれません。患者との距離感の重要性については、またあらためて、あるいは随所で説明していきます。

患者ではなく、自分のことを常に考えよ

ここは少し重要なところなので、集中して読んでください。

・患者さんに何をしてあげるか
・患者さんに何ができるか

……を考えるように教わりませんでしたか？　あるいは無意識にもそう問いながら臨床の仕事をしていませんか？

「いやいや、そんなこと考えませんよ」と即答できるならば、あなたは健全です。おめでとうございます。「患者さんに〜」などとは露にも考えてはいけません。

・自分に何をしてあげるか
・自分に何ができるか

このように考えてください。「患者さん」「自分」、いま私はこれを入れ替えただけです。ただ、入れ替えただけで大違いなのです。

臨床医は、常に「自分」を対象にすべきなのです。この発想の転換は重要です。自分に対して何ができるか、自分に対して何をするか、こういうことを考えていてください。ちょっとした視点の差かもしれませんが、びっくりするくらい、臨床の仕事が長持ちします。

医療は、難しいです。しかしみなさんはその難しい世界に参入してきました。そして、そのために、さまざまな苦労や準備をしてきました。そういう背景もあってか、自己研鑽は得意な人が多いですよね。だから私はこう言いたいのです。

得意を生かせ。

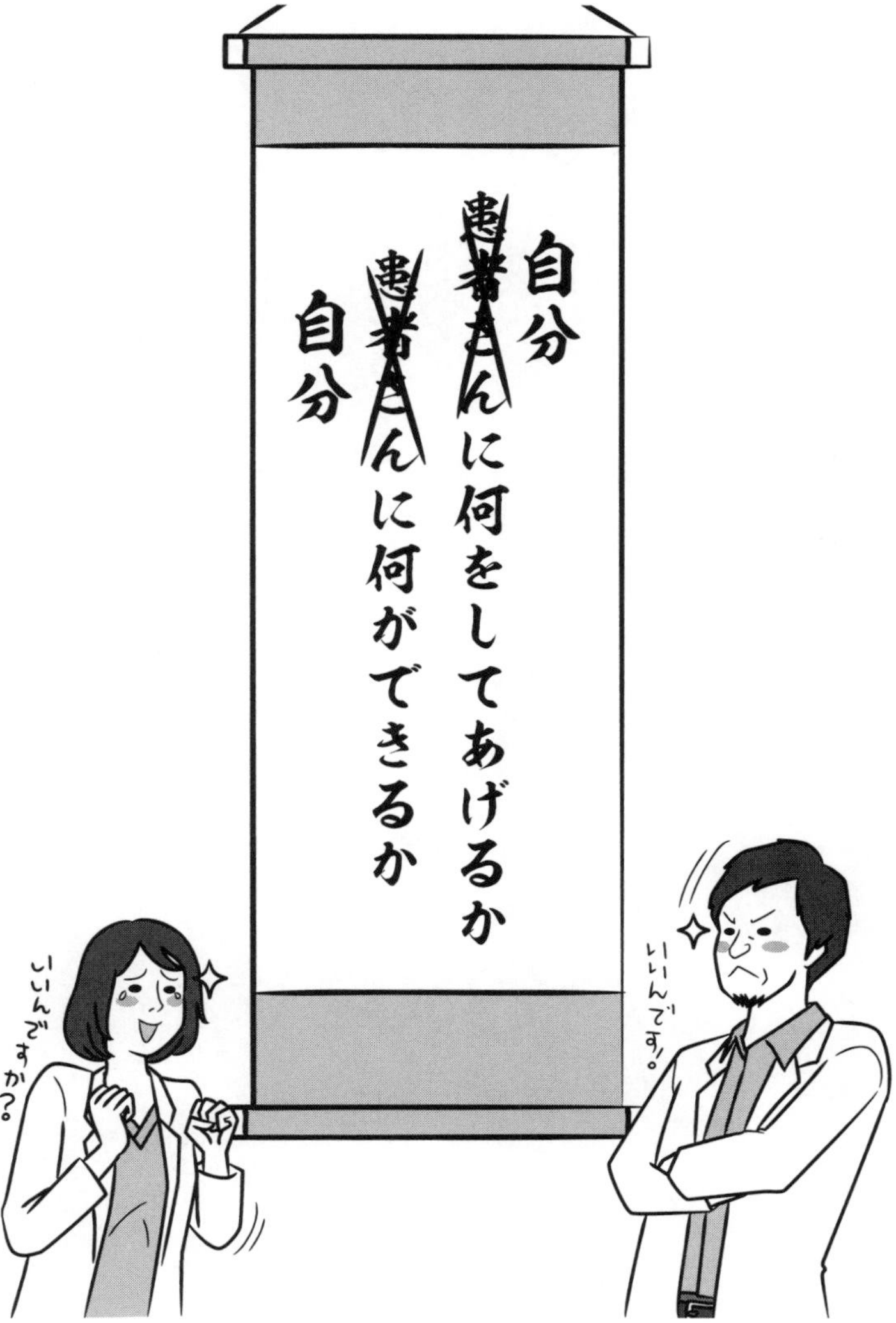
自分
患者さんに何をしてあげるか
自分
患者さんに何ができるか
いいんです!
いいんですか?

そうです。やはり患者をどうするかではなく、自分の質を上げることに腐心しましょう。どうにかしにくい他者ではなく、一番すぐアクセスできる「自分」を操り、（医者を志したり、専門科を決めたりした）あのときにそう思ったように、自分の得意を活かすことに思案と時間を費やしましょう。他人を思い通りにさせようなんてことは、「腐りきったこの世界」を変えることくらい難しいのです。

さあ、外来どうする

苦手な人にとっては、妙な精神論のような論調に辟易してきましたか？　ちょっと残念ですが、それでもまあいいでしょう。

では次に、外来で医者の中に飛来する諸々の「感情」への対処法を、思いつくままに語っていきましょう。

「北風と太陽」の太陽作戦

これは寓話「北風と太陽」の太陽のように振る舞うというものです。臨床現場ではこれが一番有効です。北風のように、言うことを聞かない患者の誤りを正すよう叱責しても、患者はあまり行動を変えません。様々な状況に一番合うのは「太陽」です。

少し話を戻しますが、医師が臨床を続けるために、取り入れるべきモチベーションには「ビッグ2」があると言いました。そのもう一つは、**患者に感謝の言葉をもらうこと**です。あれ、この筆者は無機質でドライな感じがしたのにどうした、と思われましたか? このあたりは理屈ではないところがあって、「ありがとう」と言われてムカついたり、その後とてつもない苛立ちの感情に占められたり、ということはないでしょう。何より、「ありがとう」と言われることは、高い目標ではありません。「患者さんすべてに愛される」なんてことは空虚な理想であり達成は不可能ですが、患者さんから感謝の言葉をもらうことは比較的すぐ達成できます。ここで思い出してほしい視点があります。対象が、患者さんか自分かという話です。

他者としての患者さんに感謝の言葉を言わせるのは、難しい。というより、なんというか、そういうのっていやらしいですよね。「北風と太陽」の太陽なのですから、自分から感謝の言葉を言ってみてください。

「ありがとうございます」

試しにたくさん言ってみてください。あきれるくらい乱発してみてください。理屈はよくわからないのですが、非常に効果的です。

・問診票、書いてくださってありがとうございます
・相談してくれて、ありがとうございます
・そんな細かいことまで言ってくださって、ありがとうございます

動作、言動、一つ一つにありがとうと言ってみてください。たとえやりすぎとしても、いつもよりもたくさん「ありがとうございます」を挟んでみてください。

たとえば患者さんから「お薬が結構、余っています」と言われたときです。「余ってる？ダメですよ、ちゃんと飲んでくださいね」と言うのではなく「余ってるんですね？ おっと、言ってくださって、ありがとうございます。今日は余分に出さなくて済みました。よかった～」と言ってみてください。

はっきり言って全然違います。患者さん、また来てくれると思います。

挨拶という有能すぎるキラーワード

ありがとうの連発の次は、挨拶の連発です。挨拶は、道徳的に考えないでください。人類が、人類同士暮らすために開発された、**人類史上最高性能の道具、それが挨拶です**。挨拶を、「人と人とのぬくもりが～」と考えるのではなく、完全なる道具として外来診療に使っていきましょう。

まず「こんにちは～」「はじめまして」はわりと誰しも言うはずです。私としてはこれでは弱い。こういう挨拶をしてみてください。

・おはようございます
・さようなら
・またお待ちしています

これです。特に**「おはようございます」は秀逸です**（「こんにちは」は道具としては無難過ぎて効果が低い)。

挨拶の効能は、とりわけ初診の患者さんの診療に役立ちます。挨拶を投げかければ、そもそも耳の遠さが測定できます。患者さんの様子もわかりますね。イヤホンをしているかもしれません。無視する、ぽかんとしている、キレている、口数、などなど、挨拶に対する反応を見て聞いて感じていれば、どんな患者さんなのかはかなりの情報量をもって把握できます(診察室の椅子に患者が座る前に!)。

次に、かなりの時間待たされていて、初対面であるのに相当苛立っている患者さんのことを考えましょう。待機時間によらずどういう事情があったとしても、その場でその患者さんとは初顔合わせです。なのでまずは挨拶です。「おはようございます」と私なら言います。返してくれるまで言います。返してくれたら、ひとまず分かり合えると思います。

罪悪感を持つべき理由はない

患者さんに何度も挨拶を投げてみても無視される場合は、普通に危険な状況です。医者としては、診察室から逃げる準備をしていても大げさではないかもしれません。

怒りまくっている患者さんへの最初のコンタクトは、謝罪ではなく、挨拶です。おはようございます。はじめまして。よろしくお願いします。さっそく症状のことを教えてください。お待たせしてすみません。これがよいです。謝ったのは「五手目」です。

これは、患者に謝るな、という不遜な話では決してありません。患者さんについて言えば、怒る気持ちもわかりますが、患者だからといって初対面の人に怒りをぶつけて攻撃していいわけではありません。そもそも攻撃などしてはいけないのです。この当たり前のことを再確認しましょう。相手を攻撃していい理由は、この世にありません。相手を攻撃する人の最大の目的は、相手を傷つけることではありません。相手に罪悪感を持たせることなのです。

罪悪感は人間のあらゆる感情の中で、最も危険です。持ってしまった人の心を、たやすく壊します。

臨床の現場でも通じます。医者は、罪悪感を持ってはいけません。プロとしてミスに対して反省したり、遺憾に思ったり、謝ったりすることは、していいというよりすべきです。しかしそれらのすべての行為は、罪悪感に基づくものではありません。医者はいい人が多いので、とかくうまくいかないと罪悪感をもよおしがちです。一方、攻撃をしてくる人は、相手の人のよさ・正義感などに訴えて、相手の分の悪さを天才的に見抜き、ひとりでに強固な罪悪感を掻き立てるように仕向けてくるのです。

攻撃して来る人（もはや患者ではありません）からは、まず距離を置きましょう。

▼患者は、宇宙人であると考える

患者さんのことは、宇宙人であると考えましょう。これは患者さんには**「話が通じないということを前提としてみる」**という発想の転換です。

ボソッと、淡々と話すだけでは、患者さんはわかってくれません。それはいろいろな理由です。高齢で認知機能低下や難聴がある、症状がつらい、医者の話が難しくてわかりにくい、医者の声が小さい。身振り手振り・大げさな言葉で関心を示さないと、通じないのです。通じないのを前提にするという発想ですから、もし通じたら嬉しくないですか？しかも通じたら、診療が捗るし、早く終わるし、お互いきっと楽しいです。こうなると、また外来に来てくれるはずです。

外来診察序盤のコツ

外来が苦手の先生は、初対面の人としゃべる、あるいは話を広げて展開していくことが億劫でうまくいかないことが多いのではないでしょうか。

そういう場合にオススメの方法があります。それは、ただひたすらすごく、繰り返し「関心を向ける」というものです。

当たり前でしたか？　でも最初に自分はそうすると、決めておくとよいと思います。気が進まなくても、疲れていても、楽しくなくても、イライラしていても、十二分に患者さんの症状、困りごとなどを聞くのです。場合によっては大げさに相槌を打って、大げさに心配もしてみてください。実は、特に高齢になればなるほど、これくらいでちょうどよいのです。

こうするメリットは多いです。まず、みなさんの好悪に関係なく、患者さんは先生に適度な好感を抱きます。特にいいことを言ってなくても、です。さらには、診断や治療のための医学的情報が、短時間で効率よく入ってきます。そりゃそうですよね。症状について関心を持って聞くのですから。患者さんも安心します。病歴聴取が捗ります。そしてこうなってくると、実は診療が短時間で済みます。だらだらと傾聴するイメージではないのです。私だって、患者さんの話を傾聴だなんて、苦手です。

聞かないと、はじまらない。そうは思いませんか？　一刻も早く診療をはじめたほうがいい。そのぶん早く終わる。積極的に話を聞くというのは、優しさでは決してありません。**効率化、そして戦術**です。

▼初診の序盤に好感を持ってもらうために

好感を持たれることは難しい、そんなの趣味じゃない、などと思っている人は多いと思います。対策がわからないからというのもあるでしょう。おすすめの対策を教えます。それは、**会話を「全部、丁寧語で」やること**です。

いい加減はダメです。ガチガチに徹底的に、です。それも（男性なら）紳士になりきってやってください。言葉による対人が苦手な人ほど、普段の自分ではしないような「道具」を使った会話は、かえってできてしまうものです。あまりに違いすぎて、外国語を操っているような感覚になります。外来での会話に自信が持てないような人は、ぜひ試してみてください。

・なるほど、そうしますとその喉の痛みというのは、先週からあるというわけですね？
・ご自身ではその原因は何だと思われていましたか？
・お薬の飲みかたは、前の医師から聞いておられますか？
・すみません。今、次回の診察の予約票をお渡ししますね

と、まあこの程度のことです。みなさんも部分、部分はきっと言っていますよね。ただ、徹底してはいる方はあまりいません。

礼儀正しい、ということは初対面で効率よく好感を持ってもらうために必要です。あ、そういえば服装は乱れていませんか？

私は、寄り添ってはいない

私の外来診療医としてのスタンスは、突き詰めると、どういうものでしょうか。

本書のタイトル「また来たくなる外来」は、(捉えかたによっては)ぶち上げた形になっています。しかしあくまで確認ですが、これをもって私は「患者に寄り添いなさい」とは決して言ってはいません。

やや悪意をもってエッセンスを取り上げれば、この本で目指すことは患者を定期通院、つまり自分のペースに持っていく、あるいは自分のレールに乗せて、機嫌をとって言うことをきかせること。そうおっしゃる人もいるかもしれません。さらに曲解して、「飼う・縛る」ことをしようとしているのではないか、と指摘する方もいるかもしれません。

本書を通読いただければ明らかですが、これは誤解です。確かに患者さんにはペースやリズム、軌道というものがあり、そのペースが明らかにおかしいために、患者さん自身が困っているという側面もあります。しかし、そのときに医者のペースや軌道に引き込まない方法で、患者のペースを修正することはできると思っています。

正直に言うと、私が外来で診ている患者さ

んで、できれば「また来たほうがいいな」と思っていても、来なくなる方はいます。普通にいるんです。この患者さんに対してどうしているか。実は、電話をかけて確認したり、また来てもらうよう積極的に促したりすることは、滅多にしていません。そもそも患者さん一人一人に、「また必ず来て」と熱っぽく促進しません。それは選択肢を与えたいからなんです。

もっと壮大に言うと、私は「寄り添う医療」を拒絶するタイプの患者さんたちのことも、受け入れたいと思っています。これには二つの意味があります。一つは、そもそも患者さん側が寄り添う医療を望んでいないことがあります。寄り添われないほうが心地がよい（それが結果的に健康にいいとは限りませんが）とする人たちです。もう一つは、この種の人たちには、寄り添ってはいけないのです。患者さんではなく医者側の話なんです。こういった人たちへの寄り添い・接近は、危険です。やりすぎると、医者側がほぼ傷つくことになります。寄り添う医療を成立させないようにするというかたちを、患者さんも医者も、選択肢として持っておく必要があるのです。

患者をケアするための大前提は、医者の調子がよいことです。私は患者に寄り添ってはいません。読者である医師のみなさんもどうかそこは、ご理解いただければと思います。

④ 患者との適切な距離感をいつも考える

あなたが苛立つ理由

外来診療で、先生たちが患者さんに対してイライラしてしまう理由は何でしょうか。それは、患者さんが思った通りにならないからです。前項で私は、患者さんのことは宇宙人であると考え、話が通じないということを前提としたらいいと言いました。

不満や苛立ちは、相手に自分の考えが通じると思っているから生じる感情です。最初から、話は通じないんだと思っておくと、そのような患者のブレは減ります。「相手に自分の考えが通じる」などと思い込んでしまう理由は、明白です。**患者さんとの距離が近くなってしまっているから**です。

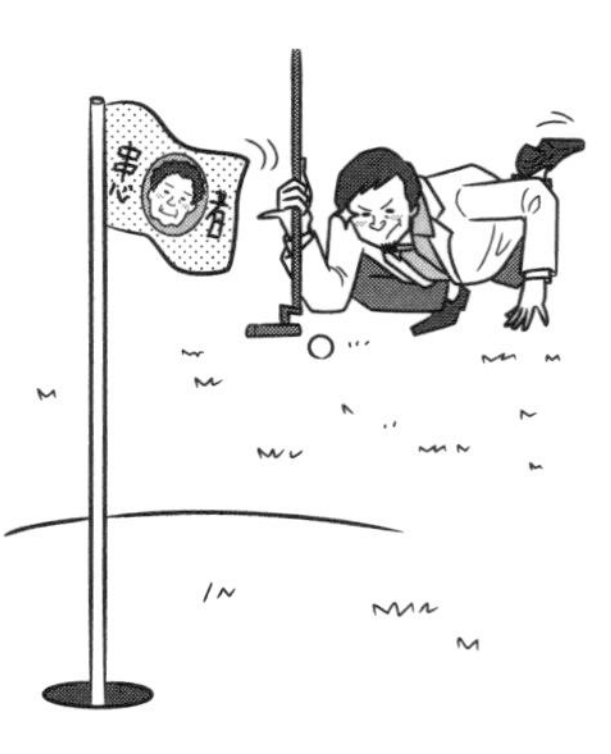

患者さんとの距離感の重要性

私は、外来診療、ひいては臨床全般で重要なことは「患者さんとの適度な距離感」だと思っています。これは距離を詰めたり、関わりを増やすという意味ではありません。「適度な」とは、どちらかに寄せるでもなく「厳密に、近すぎず・離れすぎず」ということです。

私は研修医に距離感の重要性を教えるとき、次のような、「マインド」を示していました。

> 冷たくしすぎないでね
> お仕事なんだから
> 優しくしすぎなくていいよ
> お仕事なんだから

私は研修医たちに徹底して言い続けたのは、この「お仕事なんだから」というところです。お仕事なんだから頑張れ、ではありません。お仕事なんだから、必要以上に構う必要はないという、**引き際のプロ意識です**。まあ、実は患者さんに必要以上に厳しくする、冷たくする研修医もけっこういたので、それを制する意味もありました。

なかには「お仕事なんだから」と少し割り切るだけで、いろいろな問題点がみるみる改善した研修医もいました。研修医であっても、急にどんどん外来が上手になります。

外来が嫌い、患者さんが嫌い、話すのが苦手。こういう先生はとても素質があります。それは、おそらく演じられるからだと思います。研修医は不慣れな分、苦手意識は高いですが、ある程度指南して啓発すると、どんどんできるようになっていきます。

患者さんとの距離と、診療の成否との関係

さて、先ほど「厳密に、近すぎず・離れすぎず」と言いました。そこで左の図をご覧ください。これは、私の考える「患者さんとの距離と、診療の成否との関係」をグラフにしたものです。単純に説明してしまえば、近すぎず・離れすぎず、と言って終わりなのですが、注目していただきたいのは、診療が成功する時の患者さんとの距離というのは、とて

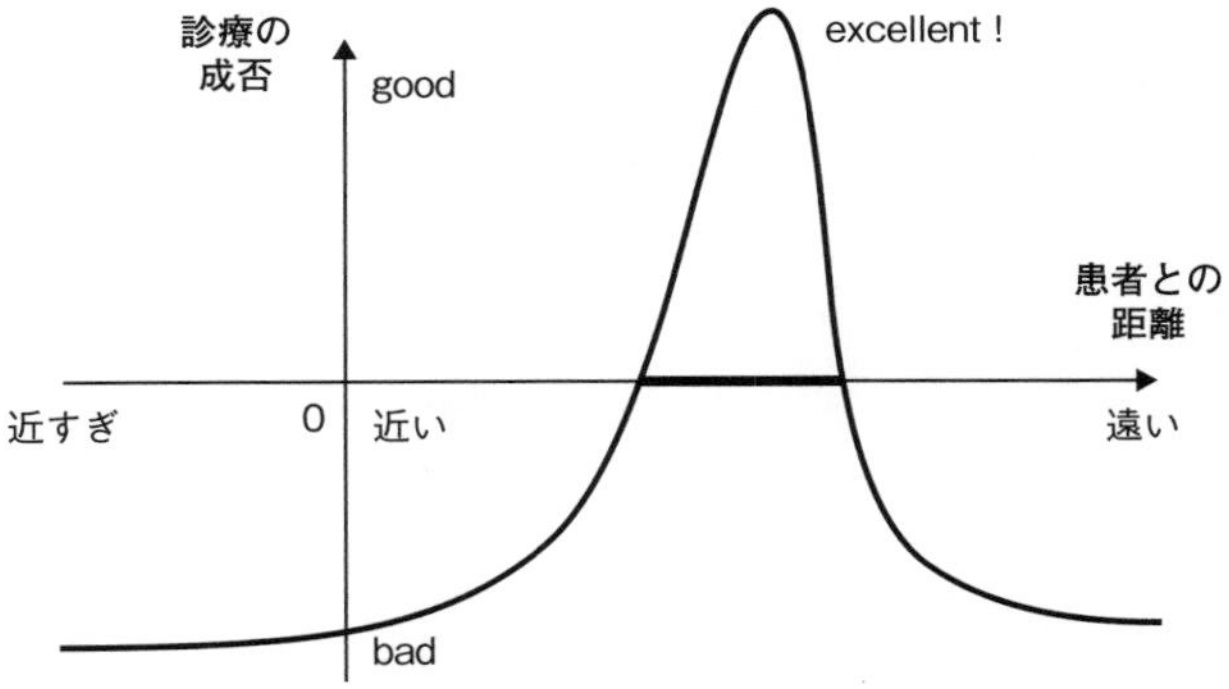

もその範囲は狭いということです（太線）。
医療現場、特に外来診療において「距離を詰めすぎた」というのは「頑張りすぎた」とも言えます。これはアウトです。燃え尽きよりも、苛立ちの要因になります。逆に「距離が遠すぎた」というのは「関わりが薄すぎた」とも言えます。これは、いまいちです。
そして患者との距離が程よかったら、これは「まぁまぁ良し」なんてものでなく、エクセレントです。患者も医者もハッピーです。お互いに気分もいいし、話が進み早く終わります。きっと感謝の言葉もくれるでしょう。最高のコンディションを保てます。
距離が適切とは、ウィンドウが狭いイメージです。図で言えば太線のところに相当します。運と自分の質（知識やスキルなど）によって、個々で曲線の形が変わってくるので、それによって太線の長さや診療の成功の度合いなども変わってきます。

シンプルに言いなおせば、遠かったら近づき、近かったら遠ざかる。「イラつく」というのは「近い」というサインです。**もしイラついたら（＝近かったら）遠ざかりましょう**。

患者さんとの「距離感調整」の基本的な考えかた

さて、距離の程よさがどうやら大事そうだというところまでは、何となくわかったと思います。

ではどうして距離感の調整によって、うまくいくんでしょうか。人から言われたことを鵜呑みにしない、賢明な読者のみなさんなら、その「機序」はどうなってるんだと思われたかもしれません。この本を書き終える頃にはわかるでしょうか。現時点では「理屈じゃない」と思っています。

私としては、人は人として安心していられる空間のようなものがあって、それは物理的なものではなく、心理的あるいは社会的な距離。その距離が近いとストレスで疲れてしまい、遠いと不安を覚えて不安定になるのではと考えています。人と人は、向き合うとそういう心理的・社会的な距離感は縮まる。元々の距離が遠い場合は効果的かもしれませんが、様々な構図上、**向き合うことで近づきすぎてしまう関係性もある**と思うのです。

「家庭」というのは、分かりやすい一例かもしれません。家庭と「自分」というものの関係性は一様ではないので、もちろん簡単には語り得ないことかもしれませんが、たとえば仕事や仕事場に関連する対人関係は程よくうまくいくのに、家庭内の人間との対人関係はついついうまくいかないということはありませんか？　家庭は社会の最小単位とは言いますが、やはり社会というには「近すぎる」者同士の構成体なのだと思います。

さて、そうすると家族は「自分事」となってしまうのだとすれば、こう考えましょう。一番家族の中で一番、関わりの薄い、なんというかどうでもいい人を想像してください。一番不仲な人、苦手な人、嫌いな人。いなければ一番遠い人でもいいでしょう。患者さんというのを、その人よりもどうでもいい存在としてください。頭の中で。それくらいでちょうどよいのです。

患者さんは常に**「他人」**です。

向き合うな、同じ方向を見ろ

患者さんとの距離の調整のしかたについてもう少し説明しましょう。一番な簡単な手法は、目線です。まず一番いけないのが、真正面に向かい合い、相手の目を見ることです。これは、悪手です。

一方、私の考える一番よいあり方のイメージは、共通のゴールを見ながら、そしてお互いの存在を気にしつつ、だいたい一緒に歩いて進んでいくというものです。真正面に向かい合って相手の目を見ていたら、そのとき両者は立ち止まってしまっています。**臨床では、立ち止まって足が止まっていたら進歩はありません**。

「医師ー患者」の理想のかたち
＝偶然、出会った登山客と同じ！

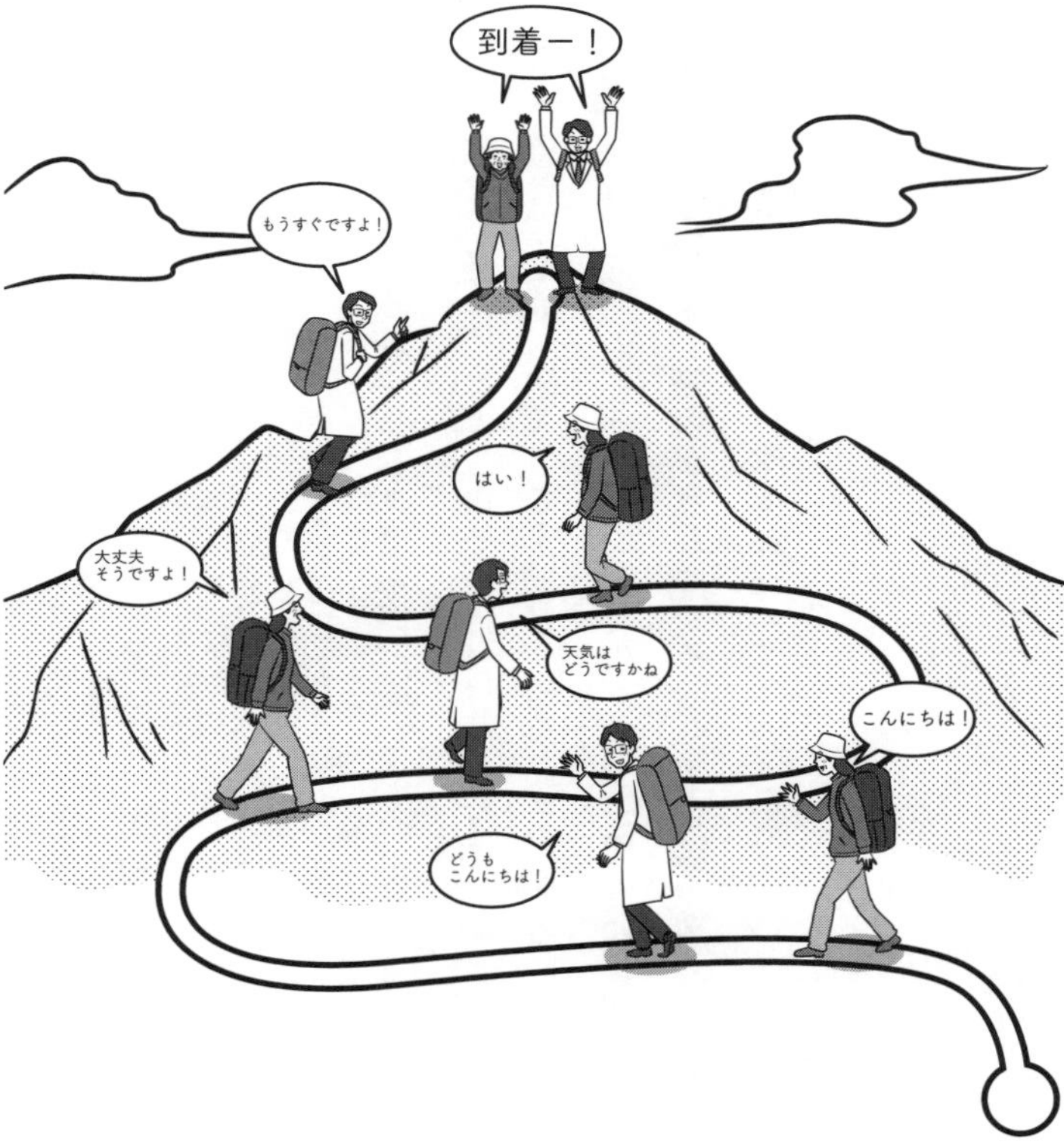
到着ー！
もうすぐですよ！
はい！
大丈夫
そうですよ！
天気は
どうですかね
こんにちは！
どうも
こんにちは！

挨拶や軽い雑談、ねぎらいなどしつつ、仲良くなるまでいかなくても、何となくお互いの存在を気にしながら、歩いている道のことや天候などの情報をたまに交換しながら頂上を目指しましょう。

▼やはり怒ってはダメ

これは正直書こうか迷いました。医者が患者に怒りを見せてもよいか。でもやはり、怒っている状態で、何かがうまくいくということはありません。初診外来ではなおさらです。これも一種の意識改革になるのかもしれませんが、決して怒らないことが大切です。

私に言わせれば、**怒る人というのは、まだ「ちゃんとしよう」としている人**です。私は何度も言いました。患者さんは「他人」です。どうにかなる、あるいはどうにかすべき相手ではありません。医者が最良の判断をし、最善のプランを患者に提案するだけです。

患者に怒りを覚える。これは、**患者からとにかく離れて距離を置くべき**だと、警報が鳴っているようなものです。その警報に素直に従ってください。

⑤ 医師側の心がまえ

外来をやるとくたびれる理由

外来診療が終わったあと、とても疲れていませんか？　疲労困憊。なぜなのでしょうか。疲れる理由は、いくつかあります。ここでは二つの理由を述べてみたいと思います。

一つ目は、外来診療では患者さんにかなり選択肢があり、そのことについてのやりとりが主に会話でなされるという点です。

たとえば、やりとりの中で話がこじれて患者さんが不適切な考えを持ってしまい、その結果、提案したことを聞いてもらえずに終わってしまうことがよくあります。これは、**自分は変えられるが相手は変えられない**、というものです。

相手が思い通りにいかないというのは、実にストレスです。「やりとり」とはまさに作用・

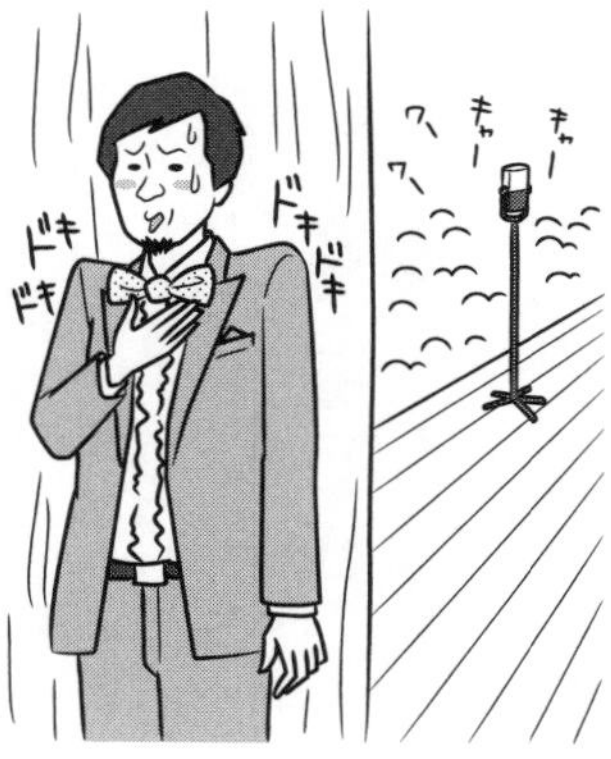

反作用の発生源です。やりとりの中で患者は時々刻々と不確かなものになっていきます。どうにもならないことですが、医師の心がまえとして知っておくといいかもしれません。

外来が疲れる理由のもう一つは、「慣れないこと」をしている、からです。これは外来診療をする回数が、週に半日しかない、少ないという意味ではありません。不自然なことをせざるを得ない、という意味です。言い換えると、**本当の自分を隠して不慣れな接客めいたことをせざるを得ない**、ためです。

やりたくないことをやらされるのは一番疲れます。だから外来をやるとくたびれるのです。そのやりかたでは。

外来は舞台と思え！　医者は俳優

とはいえ、疲れる理由がわかっても改善はできないと思っていませんか。やりたくないことをやるのが外来診療だと。つらいし、疲れるし、かと言ってそこから抜け出せない。

患者さんを変えることは難しいですから、やはり医師側が変わる必要があります。前項のフレーズを借りれば、「本当の自分を隠して不慣れな接客めいたことをせざるを得ない」

と考えるのではなく、それなりに良き医師を演じることを意識するのです。それこそそんなの無理と言うかもしれません。でもそれはあなたがそう思うからです。やりたくない・言いたくないことを、あなたが負ってやるのではなくあなたが演じた医者に負わせればいいのです。

▼舞台から降り、楽屋や会場外ではもう普通の人でいい

ただ、「演じる」というのもまた疲れるものです。昔、当時の指導医に「コーピング」という言葉を教えてもらったことがあります。精神科医（実際にはそれだけでなく、看護師など精神科病棟や外来で勤務するスタッフ全般）は、診療の後にお互いでコーピングをするそうです。ちなみにこの話が表に上がらないのは、これを精神科医が言ってしまうと、何らかの形でそのことが患者に伝わり疑心暗鬼になって、診療に悪影響が出てしまうからだと思います。精神科医の診療は、内科医以上に外来が仕事の中心になります。精神科医は、患者さんに振り回されそうになるリスクに適度に距離を置きながら、精神的にも感情的にも取り乱さず、しかも専門的な診療を実施しきるわけです。そりゃ疲れると思います。

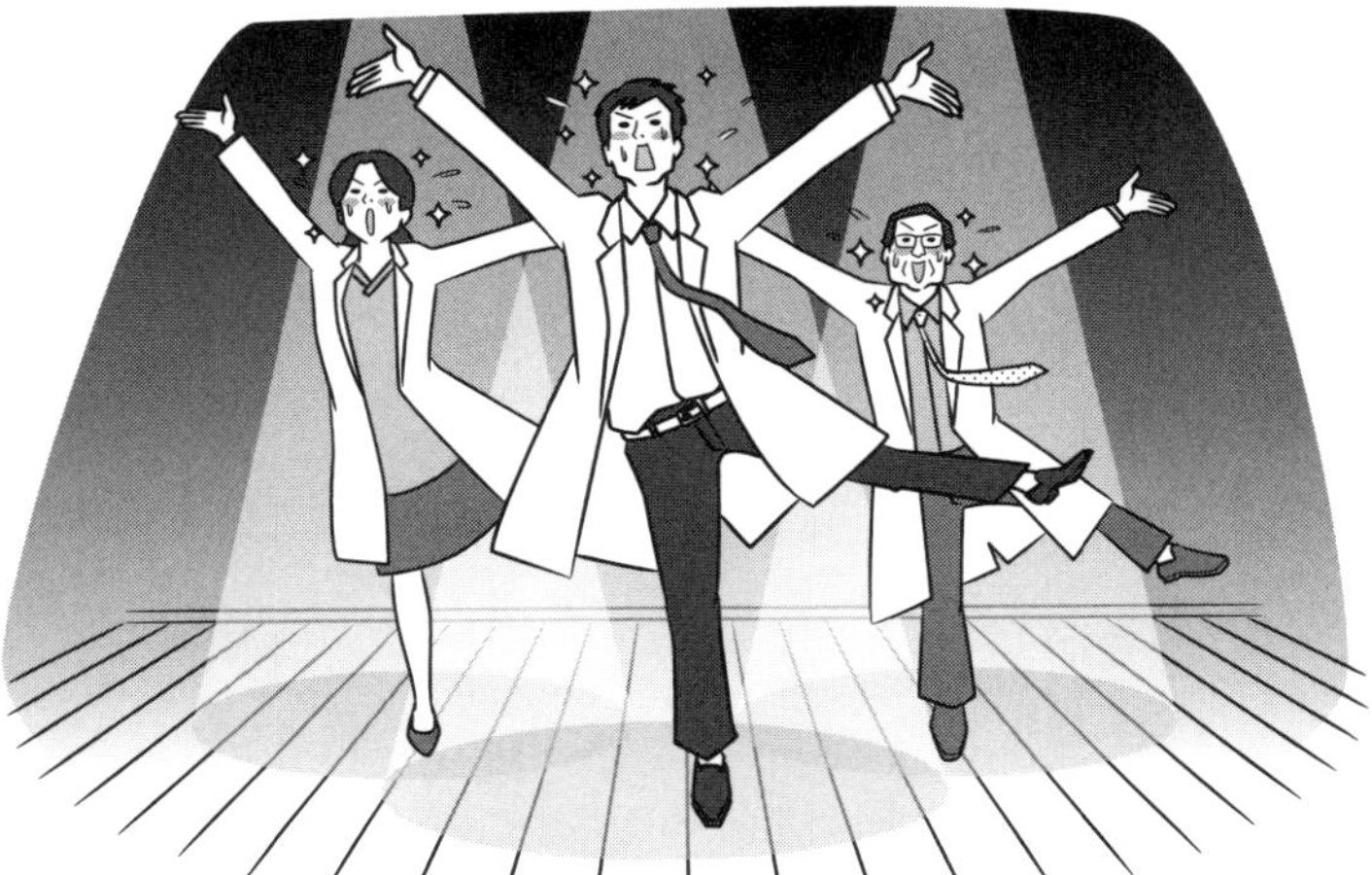

外来は舞台！医者は俳優

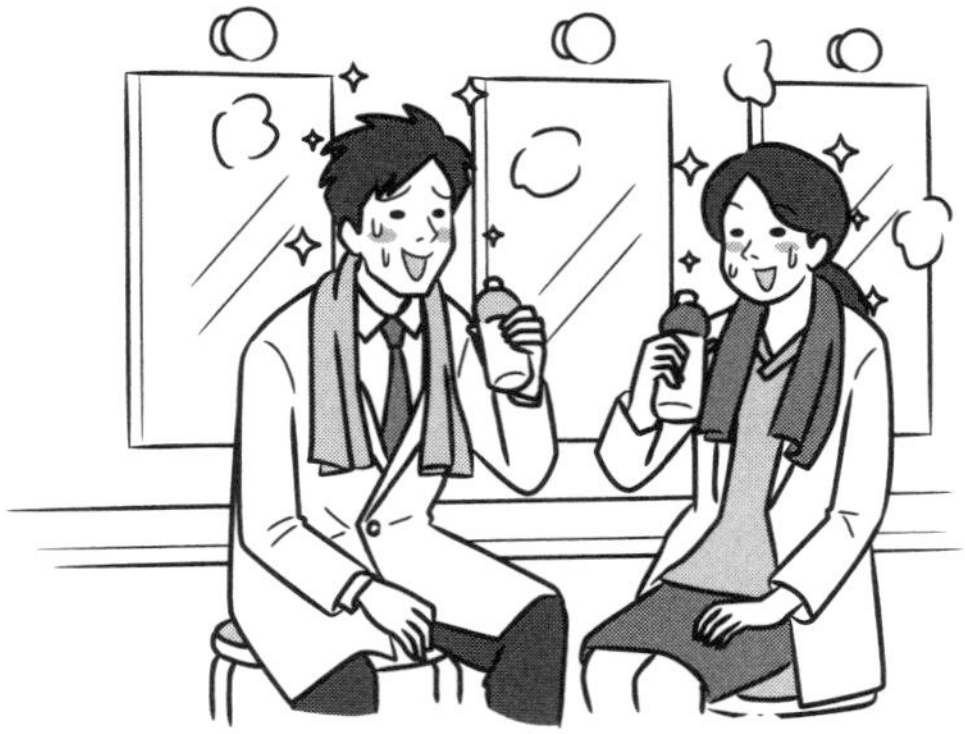

外来診療後の疲労困憊は、徒労感ではなくすべてやりきったときの気持ちのよい汗と疲労感になるはずです。

コーピングとは、心理的な負担感を減らすために何らかの行動をとることです。つまりは**ストレス対処のための行動**のことです。そうしたストレスコーピングのやりかたにはいろいろあるそうですが、まあそのようにカッコよく言わず、要は「精神科医どうしの愚痴り合い」と呼んだほうがいいかもしれません。

精神科医だって、舞台を降りて楽屋に戻れば、下世話な形で愚痴るのです。ちょっと切ない言いかたをすれば、外来診療は、演じても演じなくても疲れるは疲れるのです。私の考えは、演じる感覚で本来の自分ではない人を操るほうが、同じ疲れるでも、達成感に近い気持ちのよい疲れを目指せるはずだというものです。

舞台に上がる前の衣装チェック

演じるからには「見かけ」は大事です。服装・身だしなみの話をすると、「やっぱりこの本は所詮、接遇講座なんだ」と思うかもしれません。しかし外来診療は初診で成功すると、後々すべてにおいて有利に運びます。「ちゃんとしなさい」みたいな、親や学校の先生や教育部長のようなことを言うつもりはありません。ただし、カッコよくするか、綺麗にするか、ウケる・モテる服装にしてください。それが無理なら、ちゃんとしてください。感じのよい身なりをしてください。清潔にするのは当然です。

「衣装」とはいささか大げさですが、私たちが一日のはじめに診察衣にシュッと着替えると、気持ちが少し引き締まる感覚がありますよね。自分の身だしなみチェックは、**外来前に気持ちを切り替える**ということにも貢献すると思うのです。

「患者さんに親切にする」という劇を演じる感覚

外来診療でみなさんが相手にする患者さんのほとんどは、自分の家族や関係者などではないはずです。患者さんは、医師の診療を受けに来ているのであって、私たちを見たり**私たちの人間性を査定したりするために来ているわけではありません**。

この意味で、服装や身だしなみや言葉遣いなどは関係ないという意見も成り立つかもしれません。患者さんの問題が解決するということを至上命題にすれば。

ただし、実際の外来はそのようなタイプの診療だけではありません。患者さんがよく病状を理解し、ちゃんと薬を飲み、定期的に通院することで少しずつにしか改善していかないような疾患・症状・病状もあるのです。つまり、患者さんの協力や診療への主体的な参加が必要であり、**患者さんに「また来てみよう」と思わせることが重要で、その達成こそが治療の成否につながる**タイプの診療もまたあるのです。こうした診療では身なりや言葉選びや感じのよさは重要になります。

患者さんは治しに来るのであって、どんな医者か見定めにくるわけではないのだとすれば、別に本来のみなさんの地を出さなくたっていいじゃないかと私は思うのです。よく芸能人の方で、テレビなどで見せる人柄と、プライベートや内輪の間で実際に会ったり接したりしたときの感じと全然違うということが、ややネガティブな意味で語られるときがあります。芸能人としては爽やかで清廉なキャラクターで売っているけれど、裏では不倫をしたり不適切なビジネスをしたり、あるいはスタッフを罵倒したり。そういうネガティブ・ギャップが生じうるという話です。私が強調したいのは、芸能人は、芸能自体が仕事ですから、芸におけるキャラクターは商売道具であって、普段の地が「いいひと」である必要はないはずだということです（多くの人は落胆しますが）。

繰り返しますが、**患者さんは私たちの地の性格や人間性を評価しに来ているわけではありません**。平素の人格で患者に接して、もし患者さんにクレームを言われたり、患者さんに振り回されたりしたら、これは非常に心理的に削られます。しかしそれが、もし自分がある程度演じている「医師バージョンの自分」であるなら、オフの時間にまで気持ちを引きずることは少なくなります。

中には「患者さんに親切にする」という感覚に耐えられない、そんな考えでは診療できないという先生もいるかと思います。本書は演じろと強制するものではありませんが、本来の自分に言わせる、接しさせるという方法は、いわゆるライフハックにはなります。ぜひやってみてください。

この際はっきり強く言っておくと、外来診療が苦手、つらい、嫌だ、得意ではない、話すのが苦手だ、優しくできないなどの苦手意識や負い目があるような先生にこそ、この「やりたくないことは、自分が演じた人にやらせる」という方法が有用だと思います。私がそうでしたから。

⑥ 患者さんを呼び出す直前の準備

さあ、患者さんを呼び出そう

では、少し話を進めていきましょう。外来診療をちょうどはじめようとする場面でのお話です。先生によってはさっさと患者さんを呼び出して、診療をはじめたいことでしょう。ここでは、患者さんにいざ接触することを具体的に意識したときの、直前の準備についてのもろもろをお話します。とりわけ、外来診療をすでに長くやられている先生よりも、外来自体が不慣れな先生、経験が浅い先生に役立つ項目かもしれません。

外来診察室に座り、その場所で求められたやりかたで、患者さんを呼び出す。不慣れ・苦手な先生は、この呼び出すことそのものにまず勇気が要るのではないでしょうか。

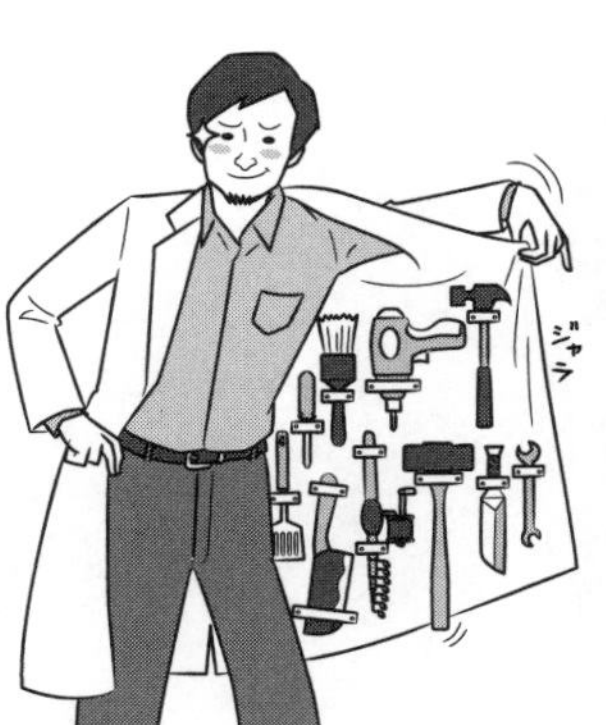

外来診療における不安

外来が嫌だ、不安だ。救急外来も「外来」ですから、救急患者に対応する当直業務（※言葉の矛盾あり）なんて何回やっても大嫌い。緊張してしまう。そんな気持ち、あるのではないでしょうか。

どれだけ外来をやっても慣れない。そんな十年目くらいの内科の先生の悩みを聞いたことがあります。当直がするのが嫌な救急医がいるとも聞いたことがあります。とかく外来診療はなぜ、不安で、慣れた感覚を得られないんでしょうか。これは、実はけっこう興味深い話です。この本でその深淵までは近づけないかもしれませんが、それを考えるのは面白そうです。

まず、不安というものは「わからなかったらどうしよう」という感情だと解釈できます。これを、単に「純粋に知識が足りない」「緊張しているせい（いつものパフォーマンスを果たせなかったらどうしよう）」と変換していくのなら、大きな問題はありません。わりと簡単に克服できるからです。

しかし、いくらやっても「わからなかったらどうしよう」と繰り返し思い続ける類の不安は、少したちが悪いのです。なぜなら「わからなかったらどうしよう」とは言いますが、そんなことはないはずなのです。別に外来診療なんて、**患者さんとの話し合いの中で、相手が何に困っているか・ニーズなどを汲み取り、それがどう実現できそうか落とし所を探すだけ**です。簡単です。後者（落とし所を探す）は少し経験が要るかもしれませんが、たとえば十年目の内科医や救急医の先生にそれができないわけがありません。なのに、不安があるのです。

▼研修医がいきなり外来？

ちなみに太字部の「患者さんとの話し合いの中で、相手が何に困っているか・ニーズなどを汲み取り」の部分は、初期研修医でもできます。私が以前勤務していた国立国際医療研究センター病院の総合診療科では、初期研修医に外来をやらせていました。いきなりです。初日からです。指導医は診察室に陪席しません。**本当にいきなり外来診療をはじめる**わけです。

患者さんを呼び出したのち、挨拶などを済ませたら、この「患者さんとの話し合いの中で、相手が何に困っているか・ニーズなどを汲み取り」の部分を実際にやります。つまりは病歴聴取です。ただし、さすがに研修医ですので、ゆっくり丁寧に話を聴きます。話を整理してもらいます。診断がわかるかどうか、技術がどうか、そしてそれらが適正かどうかなどはともかくとして、一通りの身体診察も行います。一人で、です。

身体診察まで終わったら、あとは話を簡単にまとめつつ、一旦患者さんに診察室の外で待ってもらいます。そして、そのときに大抵このように言い添えます。

「それでは今のお話をカルテにまとめて、どんな検査をしたらいいか少し考えますので一旦外でお待ちいただけますか」「検査計画を立ててまたお呼びしますね」「処方箋を作りますので一旦待合で〜」などです。

「上の者と相談しますので」とか「私ではわかりませんので」とは、言わせません（言う研修医もいましたが）。

研修医の外来は、どうだったか

実はこの方式で、患者さんから苦情・クレームが来たことはほぼありませんでした。あったとしても年間で、一、二人くらいでしょうか。

また、患者さんを一旦外に出した後、裏（バックヤード）では指導医と実際に十分な医学的なディスカッションはするので、医学的な間違いは生じません（一緒に診療しているということでもあります）。研修医が外来をやっていたからということの落ち度のようなものは、原則ありません。むしろ初期研修医ではなく、少し年数の経った後期研修医、あるいは私のような常勤医のほうがよっぽどミスは多かったように思います。

この話、ミスがどうこうより、定量し難くはありますが患者さんの「満足度」に注目してほしいのです。この方式で、すなわち**初期研修医に外来をやらせるというやりかたで、不満どころか満足していただけた患者さんがすごく多かった**、ことを強調したいのです。

以前に別のベテランの医師と折り合いが悪かった、コミュニケーションが取れず、してほしい検査について相談できなかった、いろいろ質問したら怒られた、などの経緯があった患者さんを初期研修医が対応したことも、少なくはありません。

そういう患者がたくさん来るという状況が特殊だと思われるかもしれません。しかし、それなりに「やっかいごと」の多い診療であるはずなのに、まさしくそんな患者さん自身が、以前のベテラン医師の診療より初期研修医の診察に満足しているのは印象的です。私は、ここに「外来診療をやる上での不安をなくす」ためのヒントがあると思っています。

研修医が、外来をやれてしまうわけ

初期研修医の先生がしていたことは何でしょうか。それは「全然わからないけれど、とりあえずやってみよう、聞いてみよう」程度のことだったはずです。彼ら・彼女らは、「わからなかったらどうしよう」なんて気持ちはすでに通り越して（一周以上して）、開き直っていたと思います。当たり前です、経験も何もないわけですから。

細かく分析します。傍線部のうち「わからなかったら」の部分は、もしそうであれば本来は、外来をうまくやるという点では劣勢になるでしょう。そりゃあ知識や経験があったほうがいいに決まっています。

では、なぜ研修医たちはうまくやれたのでしょうか。それは、傍線部後半の部分の「どうしよう」の部分に答えが隠れています。研修医たちは、**心の底から「どうしよう」なんて気持ちはまったくなかった**のです。研修医ですからある意味当然かもしれません。診療の責任は、指導医・常勤医にあります。「わからなかったら、どうする？」などという気持ちから解放されたからこそ、研修医たちはうまくやれたと思うのです。

この研修医たちのそうした「心性」は、我々外来診療をする者にも**非常に使えるツール**になります。

外来が不安な「自分」をどう考えるか

要するに、外来をするのが不安だという先生方にあえて正論を返してしまえば「わからなかったらどうしよう」の「どうしよう」の部分が漠然とし過ぎているのです。

どうしよう。まだ会ってもない患者が、どんな人だろうかくらいに思うのは自然ですが、（失礼ながら）そんな人に「（うまくできなかったら）どうしよう」とまで思ってしまうのは、いささか「距離が近すぎる」のです。あるいは真面目すぎます。どうしようかなんて、考えなくていいのです。

あれ、この感覚（＝間隔）についてはすでに私は述べましたね（43頁）。ただし、そこでは医師の「苛立ち」を引き合いに出しました。「不安」についても実は一緒です。そしていつでも一緒なのは、次のことです。

・自分に何をしてあげるか
・自分に何ができるか

もしかして、

・患者さんに何をしてあげるか
・患者さんに何ができるか

……とまた考えてしまっていませんか？　行為の対象を「患者さん」にし過ぎてはいけません。常に自分。患者さんよりも、自分が大事なのです。**自分がちゃんとしているから、**

患者さんをケアできるのです。

外来の初診時に、「診療がうまくできなかったらどうしよう」と思ってしまうのは、まあ現実的な言いかたをすれば「気負い過ぎている」からではないでしょうか。

外来直前に「してはいけない」こと ～不安のメカニズム～

今度は外来直前に「すべきではない」ことについて述べます。それはズバリ、**予習・下調べ・勘ぐり・先走り的な推論**です。

これは、わからないくせに考えるな、という意味では決してありません。普通に考えてください。まだ何もはじまっていないのに、わかるはずがないのです。不安になるのは、問題にすべき本質的な内容についてまだ何も知らないからです。

たとえば医師が風邪にかかっても焦って受診しないのは、それが自分で風邪だとわかり、対処法は症状を和らげるしかなく自然に治っていくということを、知っているからです。

あるいは、がんであると診断を告げられた患者さん。当然、極度の不安に陥ります。しかしこのときの不安は、すぐ死んでしまう、とかそういうことから来ているのではありません。問題はそれより断然、前の段階です。「**これからどうなるのかわからないから**」というのが正解です。

それなのに正論をかまして「あなたの場合、肺にもあるのでわかりませんが、とりあえず遺伝子検査をしてからでないと治療や予後に関しては何とも。あとは心臓の機能が弱いようですので……」などと言うのは大変に間違っています。ただちに言うべきは「**次に何をしたらいいのか**」だけ。ただそれだけです。これからどうなるかを理解するためには、その前段階の理解がないと無理なのです。

「来週の月曜日に、消化器内科の加藤先生を紹介しますから、必ず行かれてそこでまずしっかりと先生のお話を聞いてください。してほしいのはそれだけです。私からも、あなたのご不安については伝えておきます。どういう治療をするかは、現時点では決められませんので今あれこれ悩んでもしょうがありません。多分ですが、治療のことを決めるためにもう一、二個の検査をしなければならないと思います。が、なにぶん専門的なのでそれも月曜日に聞いてください。よくお話を聞くことが、まずやることですよ。」

こういう対応をして、後日しばらくして会ってみると、意外と晴れ晴れとしているものです。これは、達観したとか諦めたからではありません。**自分の病状を、あのときよりも理解したから**なのです。自分の病状、病名、正確な状況、そして次にやることが予定されたということ。こういうある種の「決定事項」と、そして「患者さん自身が積み上げた知識」が晴れ晴れとした表情につながるのです。

初診外来の診察直前の不安な気持ちに、どう対応するか

長くなりましたが、初診外来の診察直前の気分も同じようなものです。実際にどんな患者さんか、どのような経緯や症状で来るのか。それもわからないのに、理解が進むはずがありません。いわばそこに足踏みしているだけです。その患者に対する情報も理解も増えないのに、いくら考えたり予習をしたりしたってほぼ意味がありません。むしろその「わからない」という思考だけが積もり、不安が生じます。不安はさらなる不安を呼びます。こうして、経験があるはずの内科医ですら初診外来の診察の前になって不安に陥るのです。

必要以上に「（診断は）何だろう？」と思い過ぎないこと。**とにかくまず、一刻も早く患者さんをお呼びして、お話を聞きましょう**。

会ってみてびっくり！　問診票の内容や受診の触れ込み、主訴、あるいは紹介状から得た経緯や症状と、実際会って聴いて診たものが、全然違うことがありますね。これは、臨床医の先生であれば、必ず賛同していただけるはずです。前情報ではかなり混みいってパッと考えただけでは全然わかりそうにないと心配を抱いていたところ、患者に会って症状を聞いて数分。「なーんだ」と大きく安堵した経験があるかと思います。むしろそのことを常に思い出してください。それを糧に初診外来をやり続けてみてください。

予習・下調べが過ぎると、先入観が生じます。すでに何度も、あるいは何年も通院しており、治療の手立てを考えるための予習・下調べであれば何の問題もありません。しかし、初診外来の場合はしょせん「お初」です。むしろ、先生自身が最初の情報をこれから掴むべきです。先生より前に入って来た情報らしきものは、情報としないでください。

さあ！　いよいよ患者さんの呼び出しです。

身だしなみは大丈夫ですか？

診察室の片付け、机の上のゴミ・ホコリなどは大丈夫ですか？

診察台のシーツの乱れなども大丈夫でしょうか？　毛髪が落ちていたり床が濡れていたりなどは言語道断です。

「よくわからないけど、とにかくまず呼んでお話を聞いてみよう」とすぐに思えるようになったら、合格です。

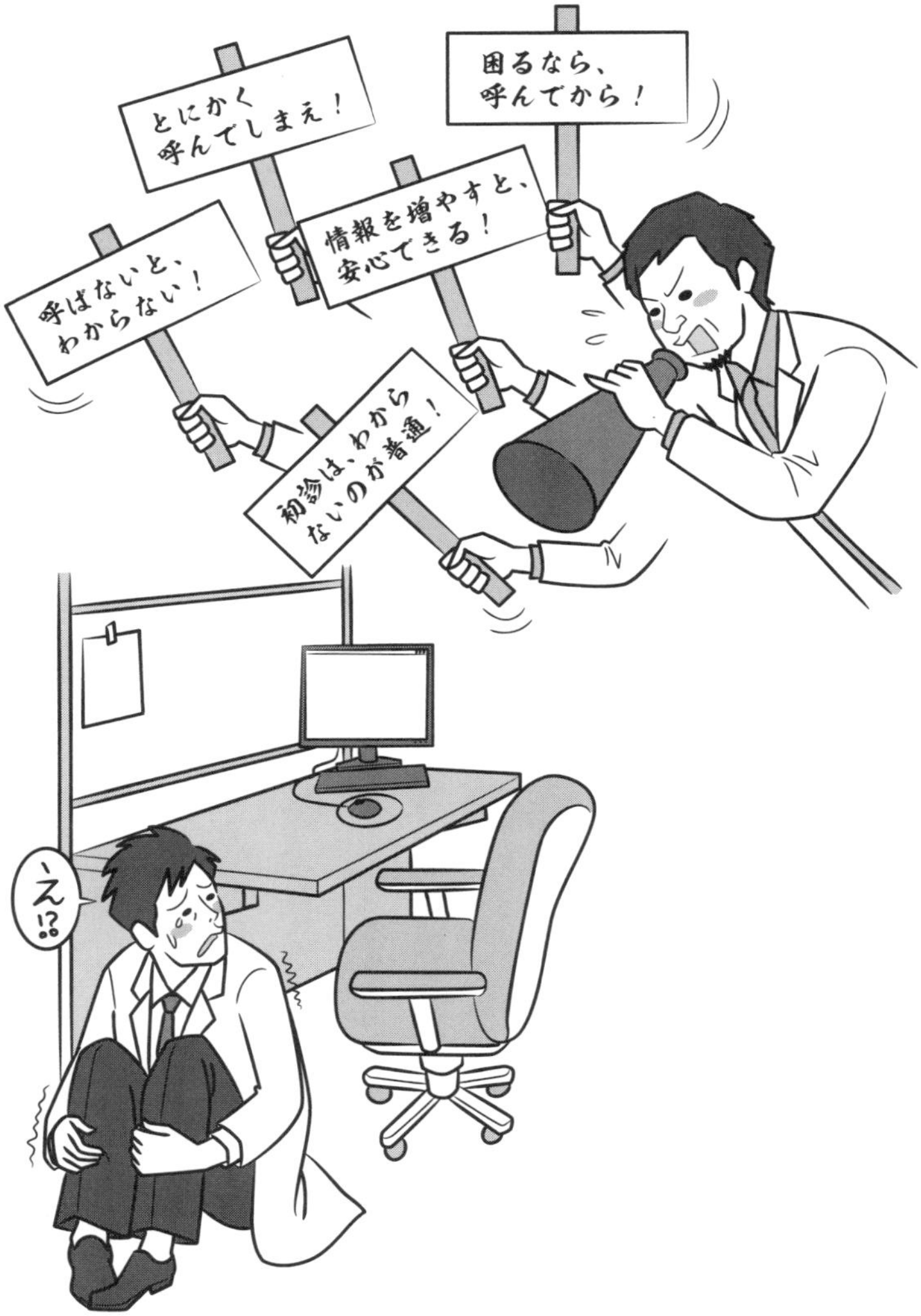
困るなら、
呼んでから！
とにかく
呼んでしまえ！
情報を増やすと、
安心できる！
呼ばないと、
わからない！
初診は、わから
ないのが普通！
え!?

「うちの科じゃない」「経験がない」と感じたら

患者さんが「また来たくなる」ようにする。

……これは重い。確かにその通りです。その重さの一因には「自分の専門外」「対応外」「経験がない」と感じてしまうことがあるのではないでしょうか。

さて、そもそも「重い」と感じるのは、患者さんが先生に向かって相談している構図があるためでしょう。しかし、(状況にもよりますが) 実はそれはそれだけで患者さんから信頼されているということなのかもしれません。きょうび、自分の病状を思いつめ、問題意識を持った患者さんは、自分がかかりたい科は (実際、かかれるかどうかは別として) それなりに表明するものです。逆に言えば、患者さんのほうから、一人の先生にあらゆる科のことを診てほしいと強く要求してくることはあまりないのです。

「先生は専門外だと思うんですけど……」と断って相談してくる方はいても、「なんでもみろ」というようなメンタリティで迫ってくるような患者さんはまずいません。この点を理解しましょう。

患者さんとしては、何というか、ちょっと相談してみているというだけなんです。先生のことを信頼して、です。まずはそれくらい聞いてあげてもいいじゃないですか。先生はお医者さんで、患者さんは素人です。専門も何も、包括的な医学知識の基盤が違いますよ。いいじゃないですか、ちょっと話を聞くくらい。

実際には、素晴らしい実地医家というのは在野にいて、たとえば内科医だけれど子どもも丁寧にうまく診られる先生がいます。この流れで言えば「この先生は内科医だから、子どもの相談はやめておこう」と考える患者（の親）は、最初から小児科に行きます。一方、それでも相談しようとする人は、（小児科医ではないと）わかって来ています。でも、わからないからといって、医者を責めたり、落胆したりはしないのです。

ここまでのことを理解して、患者さん同様、こちらも気楽に患者さんの訴えを聞いてみてあげてください。それでも自分にはきついなあと思ったら、遠慮なく他医・他科の医師に紹介すればいいと思います。

自分にかかっていると感じる重さのほとんどは、自分でつくった重さです。患者さんが私たちにかけた重さはほんのわずかなのです。それに自覚的であれば、とても気が楽になりますよ。

CHAPTER 2

病歴聴取が苦手なあなたへ

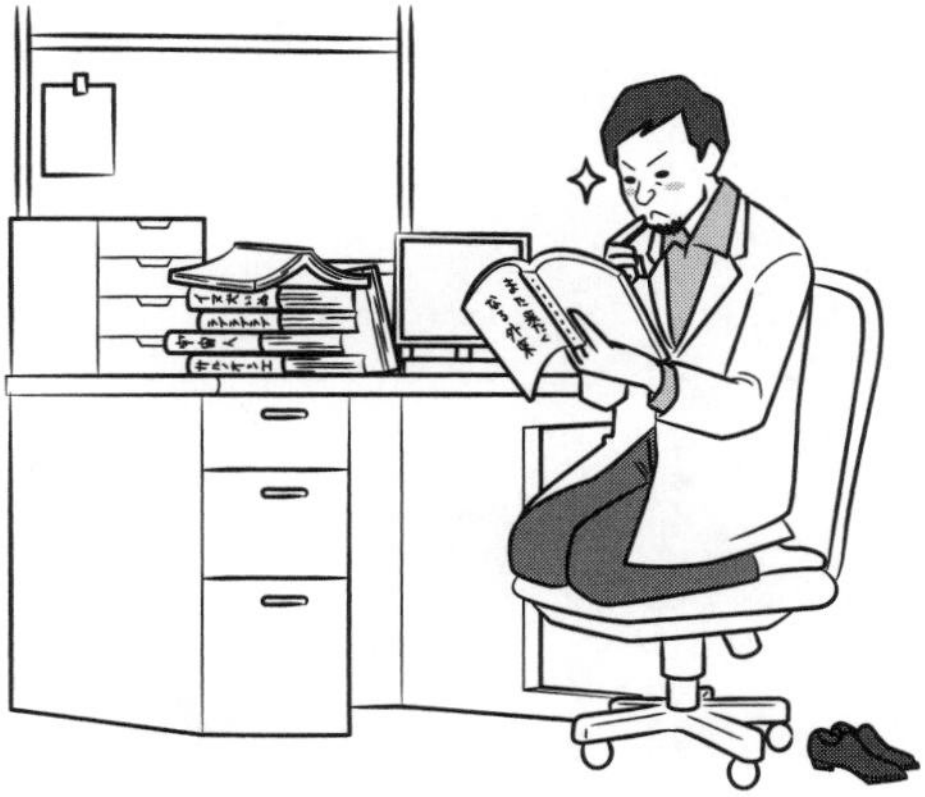

⑦ 患者さんを呼び出したら

丁寧な挨拶と言葉づかいの重要性

まず初診であれば、なるべく丁寧な挨拶を心がけましょう。

……とまあ、大概の人（多くはおじさん・おばさんです）は言うわけです。そして、私もこの本で早々に言ってしまいました。しかし、ほとんどの読者がいわゆるしゃべりかたや言葉づかいで困ったことはないと思います。診察室に入るなり、

「おまえ、言葉づかいが悪いな！」

といきなり怒りだす患者さんに遭遇したことがある先生なんて、ほとんどいないでしょう。

実は、よくない言葉づかいに由来するマイナスイメージ（はっきり言ってしまえば「クレー

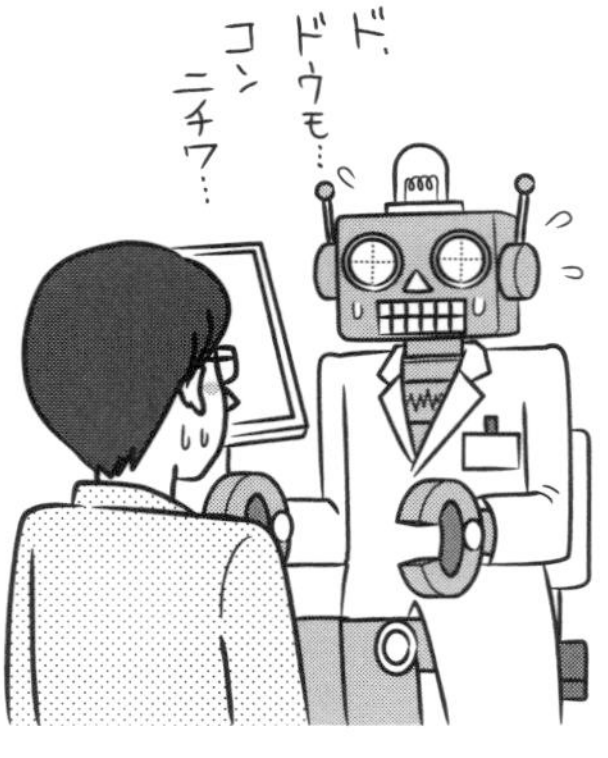

ム」は、後から来ます。厳密には「後から」というより「後付け」です。後から取って付けたように、そのよくなかった言葉づかいに噛み付いてくるのです。その場で言われることは、ほぼありません。

たとえば、とある救急外来で「ただの風邪」と診断された診療があったとします。夜中の二時五十分に来院したこともあって、（よくはありませんが）医師は若干イライラしながら診察し、最後には「こんな時間になって来ないでほしい」と言ってしまいました。この患者さん、後日、実は扁桃周囲膿瘍であったとわかりました。幸い機能・生命の予後には別状なかったのですが、入院診療をすることになりました。

そこで患者さんとそのご家族が怒るわけです。しかし、それは「あの時、なぜ扁桃周囲膿瘍を見抜けず、ただの風邪と診断したのか」という医学的判断の妥当性について、ではありません。いえ、それも含まれますが、**問題はなぜ怒ったかです**。実際、患者さん側の言い分は、純粋に「なぜ見抜けなかったのか」が論点ではないようです。どこで気分を害したかといえば、診察のときの言葉づかいだったそうです。

この現実を受け止めましょう。その医師はその夜、同じような時間帯に、ほぼ同じような内容の診療をその患者さんの他に二、三しています。またその日、その時間帯に限らなければ、本当にたくさんの患者さんをおそらくほぼ同様に診察しているはずです。つまり、その後に扁桃周囲膿瘍になった患者さんだけが、後から怒っているのです。これはどういうことでしょうか。

これは次のように考えられます。「**ただの風邪といったのに、それが違ったうえに、そういえばあいつ**（この医師のこと）**は言葉づかいが悪かった！**」というわけです。よくないことが起きたことで、過去を振り返って粗探しをしたのです。

実は、言葉づかいや礼儀正しさ、感じのよい対応というのは、その時のためにするのではなく、後から無用な（つまり本来は争点とならないことでの）争いをなくすためにあります。服装を含めた身なりや清潔感に関しても、これと同様です。

よって、初診のような、関係が薄いものにならざるを得ない診療であればあるほど、**不必要な印象の悪さを避けねばなりません**。これは接遇講座としてではなく、接遇テクニック的に医療の質を保とうとする意図でもなく、先生方の正当な医学的判断を余計なところで絡まれて不快な思いをしないためのものです。わかってください。私も、本来は医師の服装や髪型は自由であってもいいと思いますし、話しかたもいまさら「商人モード」というわけにはなかなかいかないことは理解しています。

▼序盤戦の言葉選び

序盤戦とありますが、本来は序盤も何もありません。いつも心がけたほうがよいことです。序盤としたのは、もし最初に印象を悪くすると、後から挽回するのは熟練者でも難しいからです。

私は「丁寧な」言葉づかいとは言いましたが（36頁）、その患者さんに合わせた丁寧さでよいと思います。つまり丁寧語では、丁寧すぎるような場面もなくはないのです。その好例が、「方言」の話者とのやりとりです。特に高齢者によく当てはまりますが、診療している場所が都心・都会ではないとき、当然受診者のほとんどがその地域の住民です。その場合、バカに丁寧な標準語でいきなり接すると、かえってよそよそしい感じを受けさせてしまうことでしょう。**その地域に合った、優しい接しかた**というものがあるはずです。こういう場合は、言葉づかいの丁寧さではなく、態度や行動の丁寧さを目指しましょう。

付き添い者への最大限の配慮

これは小児科診療のテキストによく書いてあることです。患者は子どもだが、本当に意識すべきは付き添った親であると。診察上のヒントを得ることも、病歴聴取や診察上のやりとりも、多くが親との会話から。だから親とのコミュニケーションが大事だ、というわけです。

ここでは成人の初診外来を一応想定していますが、一般に「付き添い者」は最重要人物です。小児科に限らず、**付き添い者への最大限の配慮をすべき**です。

付き添い者をどう変えるか

将棋をイメージしてください。私に言わせれば、付き添い者は飛車や角です。飛車角は、将棋においてどんな場面でも脅威です。序盤・中盤・終盤、どこであっても苦労させられます。しかし将棋は相手の駒を取れます。そしてそれを自分の駒として使えます。繰り返しますが、外来診療における「付き添い者」は飛車角であると私は考えています。

理想的には、**序盤戦に飛車角を取ってしまえば最高です**。すなわち、診察の序盤でもう付き添い者を味方（持ち駒）につけてしまうのです。そうすると今後の診察が非常にしやすくなります。付き添い者を、あわよくば、味方につけてしまおうという心がけが大事です。

さて、問題はどうやって付き添い者によくするか、こちらの味方につけるか、です。実は、これにはコツがあります。それは、**患者さん当人以上に優しくすること**です。

患者さんはこの後、診察します。嫌でもいろいろなことを訊くし、身体診察も行うことでしょう。採血や処置をするかもしれません。どうせ後で構うわけですから、最初くらい付き添い者を構いましょう。

付き添い者の存在を認識してあげる
～透明人間にしない！～

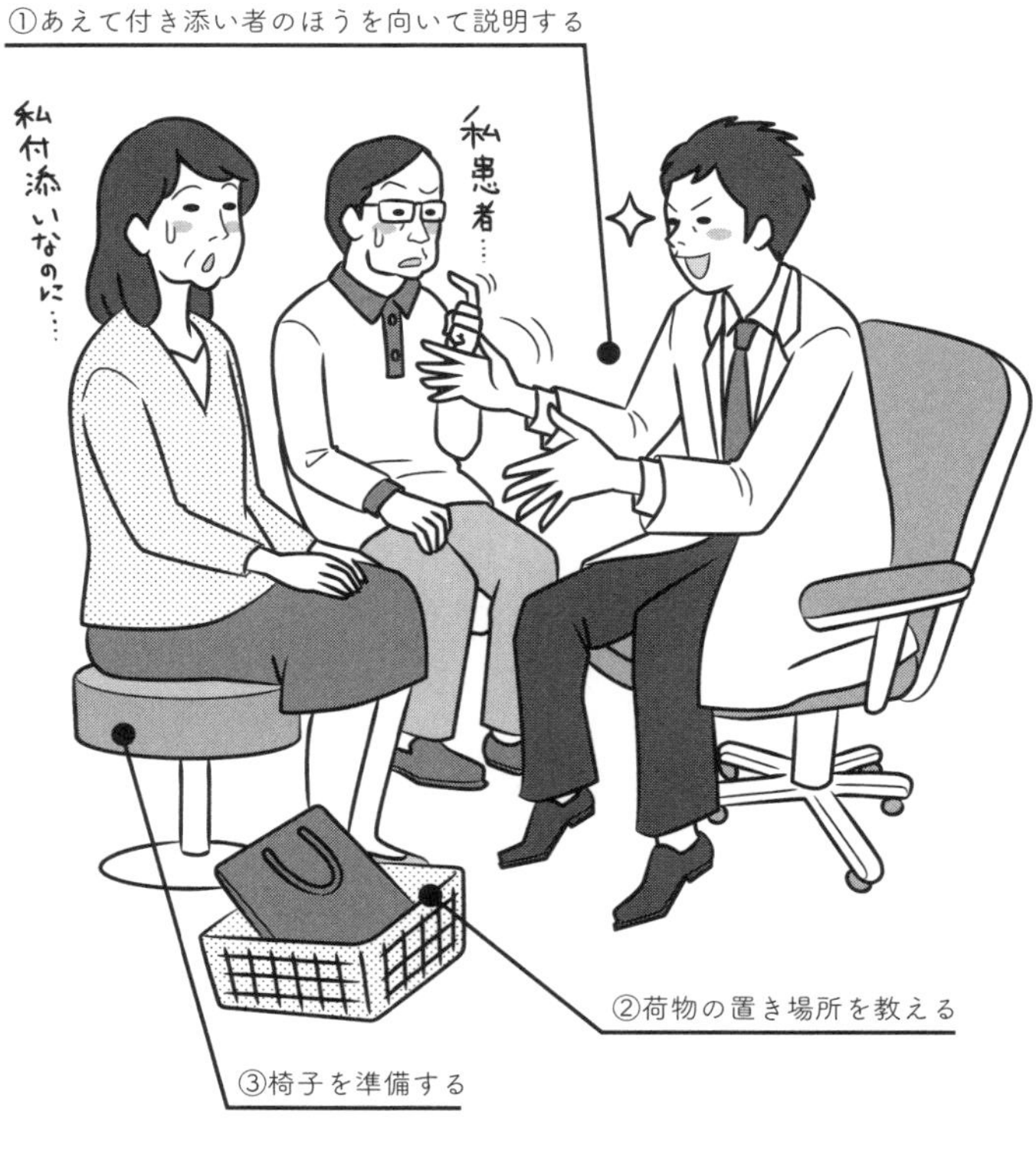

①あえて付き添い者のほうを向いて説明する
私付添いなのに……
私患者……
②荷物の置き場所を教える
③椅子を準備する

付き添い者にできること

怒る患者

さあいろいろ気をつかって患者さんをお呼びしても、順調にはじまるとは限りません。さっそく極端な例ですが、もしかしたら患者さんが怒っているかもしれません。

初診外来において診察ののっけから患者さんが怒っているということは、そのほとんどが「待たされた」からでしょう。待つというのは本当にストレスです。医療機関の待ち時間に関する問題は、そろそろ学問にしたほうがいいくらい複雑怪奇です。

それはそれとして、単に患者さんがたくさん待機していたから、だけでは説明できない理由で患者さんをお待たせすることは、よくあることです。しかし、そうした経緯はともかく、怒っている患者さんは、**不当に待たされたと勘違いしている方がほとんどです**。

明らかにこちらの非があれば、当然、謝る必要があります。これは医師としてとか、テクニックとしてではなく、人間として普通に謝りましょう。すみませんでした。申し訳なかったです。別に普通です。むしろテクニックなどに走ってはいけません。そんなのはすぐにバレます。薄すぎるからです。

「謝罪すると訴訟のときに不利になるから、謝ってはいけない」そう教わったと言った、とある研修医がいました。これも誤りです。そんなことはありません。これは逆で、人として常識的な謝罪は、訴訟で特に不利にならず、むしろ人間味のある態度は、争いに発展しにくいそうです。

次は明らかにこちらに非がなく、そしてお待たせし、患者さんが診察室に入ってきたときからすでに怒っている・不機嫌である場合です。これについては、個人的に秘策、というより奇策があります。

お待たせした場合の奇策

あえて言葉でしっかりと謝るのは後にします。その分、心の中でひたすら謝ります。とにかくするべきは、**一刻も早く診察してあげることです**。一秒でも早くです。多少せかせかと映っても構わないでしょう。私は今、あなたのことを少しでも早く診察したいので急いでお話を聞こうとしています、そんな雰囲気で臨むのです。

患者さんが怒っているときは、いつも以上に、**症状に共感すべきです**。患者さんの根底には「こんなにつらいのに、こんなに待たされた」という負の気持ちがあります。大げさに共感すべきです。つらい症状を認識し、つらいことを承認すべきです。

たとえば「三十七度三分！　これはいつもよりかなりだるかったでしょう」「そんなに痰が出たら夜も目が覚めてしまうでしょう」「治ったと思った風邪の咳が、そんなふうに悪化したら心配になりますよね」などです。

……ちょっと学生への講義のような歯の浮く感じになってしまいましたが、仕方ありません。想像してください、状況を。よく知らない患者さんが、目の前で怒っているんです。ある意味、ただ事ではありません。その患者さんは何者かわからないわけですから。下手に出ろとかそういうことではなく、医療者の安全のために、念のため慎重に接したほうがいいのです。

つらい症状へ、最大限の関心を示す。ただひたすらそれに集中します。そして最短で診断をして診察を終えられるよう、全力を尽くします。関心を示すというのは、機嫌をとるということでは決してありません。**聞かないと、はじまらないからです**。聞かないと、病態がわからないからです。すでに遅れているわけですから、一刻も早く診療をはじめたほうがいいのです。そのぶん早く終わります。

早くする、というのはいつでも当然のことかもしれません。ただ、慣れていないとミスをします。ですから、日頃から何事も早め早めで考えたり、動作したりするとよいと思います。

すべて終わって、患者さんと別れるとき、そのときにお待たせしてしまったことを謝りましょう。最後に、そっと謝るだけでいいです。診察がうまくいったならば、蒸し返して怒り返してくることはまずないでしょう。

苦手な人はとにかく「労い」から

ここまで言葉にしろ、態度にしろ、丁寧に接することが苦手な方にとっては、戸惑ったかもしれません。そういうときは、**とにかく「労い」ましょう**。「労う」ことを固いテーマとして決め、あとはすべて自由にしてみてください。

そうすると、あら不思議。自然と全体は温かみのある、優しい感じの診療になります。「労い」です。これに関しては、私が下手に例示するよりも、実際に試してみてください。驚きの結果になります。

▼無理に目を合わせる必要はない

接遇講座や医療面接の講義などで、よく言われるのが「相手の目を必ず見なさい」というものです。

急に下世話な話になりますが、ツイッターなどのSNSで世間の人の投稿を見ていると「今日、医者に行ったけど、先生が全然私の目を見なかった！　超××だった！」といった感想をみつけてしまうことがあります。これはどうでしょうか。相手の目を見なければ、失礼あるいはマイナスにあたるのでしょうか。

この本を読むのは、あまり外来診療に意識が高くない方が多いと信じていますが、そんなに相手の目を見ないことは悪でしょうか。実は私自身は、誰であれ、相手の顔や目を真正面で見つめることがとても苦手です。ちょっとだけなら見られますが、一定時間続けることは難しいです。

このエビデンス時代に、私だけの根拠（n＝1）で大変恐縮ですが、私がそうだったように、**別に患者さんの目を見つめる必要はない**と思います。目をしっかり見なくても、それなりにうまく外来はできます。患者さん側から「あの先生、目を見なかった」と不快・不気味がられるのは多分、その医師全体の雰囲気から言っているのだと思います。目を合わさなかったという指摘は、ついでです。つまり、もし全体的に感じがよかったのなら、目を見なくても特に不快・不気味には感じなかったということです。「言葉づかい」のところで後から難を言われた例を思い出してください。不快・不気味だった。そういえばあの先生、目を見なかった。こういうわけだと思われます。

目を見ることはできないけれど、どうしても患者さんの顔のほうを見なければならないとき、私は目ではなく眉間、こめかみ、目尻や鼻、首を見ます。あるいは、顔はバッチリ患者さんの真正面を見つつ、目線は、いろいろ考えるふりをして上や横や下を見るなどして誤魔化します。

テクニカルなことを述べましたが、**大事なのはテクニックではなく、診療上のよいアウトカムです**。多少ぎこちなくとも、感じのいい雰囲気で、かつ結果がよければ「目を合わせなくても」別に問題はないと思っています。いかがでしょうか。

⑧ 患者さんの望んでいることを知る

▼患者さんは、何しに来たの？

いよいよ外来診療のメインである「病歴聴取」の話に移りたいのですが、その前にあと少しだけ、お付き合いください。

見出しにした「患者さんは、何しに来たの？」ですが、ここで私が言いたいのは「目的は何か？」という用件の内容を検証する話ではありません。そもそも患者さんというのは**目的自体をうまく言えない**というものなんです。

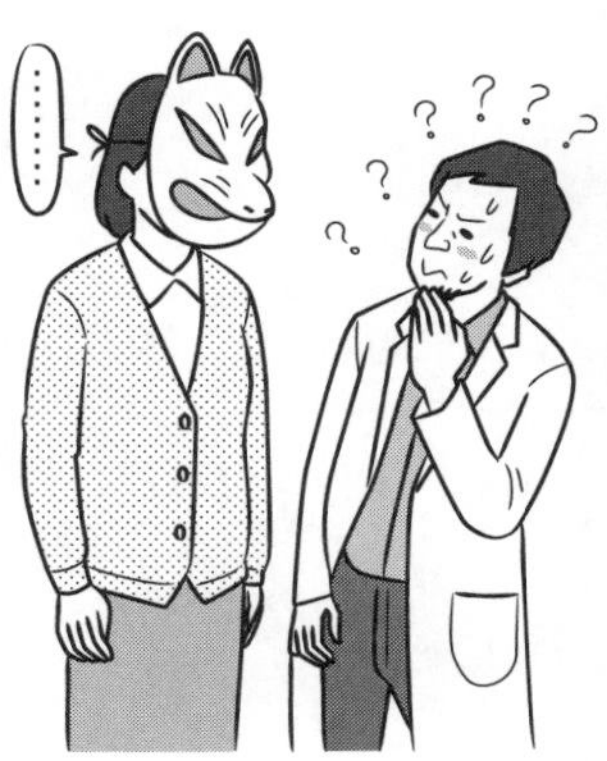

▼患者さんは「良い子」になろうとする

前項では「クレームを言う患者」「怒る患者」を引き合いに出しましたが、実際にはそのような患者さんはごくわずかです。そして実際には、いざ医師の前にくると緊張したり、(忙しい)医師のペースに巻き込まれたりして自分の思っていることをうまく言えない人が多くいます。あるいは、医師が訊いてくることに対してうまく答えられるように、話を整えて語ってしまったり、やはり医師のペースに順応するようにして綺麗なストーリーにしてしまったりします。

そのようなことがさらに進むと、よく思われるようにするためなのか、過剰に患者の役割を演じる結果となり、医師の納得するストーリーや解釈を、承認しやすい関係性になってしまうようです。目の前の医師が「○○ですよね?」という極端なクローズド・クエスチョンを強めの口調で尋ねてくると、それをノーとは即答できない人がいます。この場合、ノーと言えないことが問題です。(私は経験がないですが)刑事さんの取り調べもこのような感じといえます。自白強要。小説やドラマの見過ぎでしょうか。

すなわち、ある一定の患者は医師の前で、ある程度「良い子」になろうとしているのです。このことの明らかな**デメリットは、患者が自分のことを正しく言えていない点**です。つまり、本項目の主題である「患者さんの望んでいることを知る」ことができなくなります。患者さんの受診意図を正確に知ることは、外来診療においてきわめて大事です。それができないのですから、これは是が非でも避けねばなりません。

やはり語らせる

医師としては、外来をやるからには早々に症状のことを聞いて解決に向かわせたいわけですが、急がば回れの精神はいつも大事です。初動でのズレは、後々(タイムマネジメント的な意味で)致命的です。

そこでやはり最初の三分。初診の診療において、よほど風邪、膀胱炎、単純な外傷などコモンな受診を除けば、**最初の三分間はしゃべらせようという覚悟は必要です**。この姿勢は、即席的な効果しかないかもしれませんが、医師のペースに過剰に順応する素地をつくらせない作用があります。もちろん実際には、もともと受け身の患者さんもいますから、三分間を完全に聞きっぱなしというわけではなく、それなりに受け答えしたり、質問を投げたりする必要はあると思います。

また、語らせるといっても「受診目的を述べてください」といったストレートな問いかたではおそらくうまくいきません。ではどのように語らせるかという技術は、どうしてもアートな世界になってきます。

「病歴聴取はアート」にさせないために

私個人の本来の考えは、病歴聴取・医療面接はアートだと思ってはいます。しかしそれで終わらせてしまえば、人に伝わらないという(書籍としては)深刻な事態になります。

患者に語りを促すために必要な姿勢、それはビジネスに徹することです。そして、患者に語りを促すために必要なマインド、それは**患者の症状・問題への強い関心**です。

強く念を押しますが、関心を向けるのは患者の症状であって、患者ではありません。もちろん患者さん自体への関心はあったほうがいいですが、それは時間がかかります。そしてこれは初動のスキルについてです。まだ種々の関係性が築かれていない段階で、患者さんが自由に語ってくれる素地を作る簡単な方法は、症状への関心を示すことです。

これは至極当たり前のことですが、医者が症状のことを聞いてくれれば、患者さんは「症状のことを言えばいいんだ」とわかり、急に気持ちがスッキリしてきます。内容はともかく、この**「何をすればいいかわかる」という感覚を得てもらうことが大切です**。これを誘導するのがコツです。何をすればいいかわかれば、患者は自然な形で必要十分な物言いとなり、受診意図もすんなりこちらに入ってきます。

医師としても「患者のことを知る」などと仰々しく考えずに、ビジネスライクに接するだけでいいので、気持ち的にも楽です。

▼探り合いではないけれど

ここまで述べたことは、とても常識的なことだったと思います。それをなぜわざわざ書いたかというと、こうしたコアスキルは難しい医療問題になったときに役に立つからです。

症状や症候、検査異常などのプロブレム・リストが多くかつ複雑で、精神病理や心理社会因子が混みいっている、という患者さんの診療では、スタートの時点では「どこが一番大事か」はほぼわかりません。そしてよくあることですが、医師・患者の双方ともこれをわかっていません。非常に本質を欠いた、欠落・失敗状態からはじまる診療があるのです。このようなときに、すっきりとした気持ちで、早いところ患者に受診の経緯を虚心に語らせることはきわめて大事です。きれい事で言うのではなく、そうすると早く済むからです。

医師と患者との受け答えが、過剰適応気味（必要以上に物わかりよく接するために不適切な関係となる傾向）となったり、反発・受容不良気味（必要以上に相手に懐疑的となって不信感をもつ傾向）となったりしないようにするためには、医師はシンプルに患者の症状に関心をフォーカスするのがよいと思います。

話を聞きながら、よくわからないと思ったら、きっとそれは誰がやってもよくわからないことですから、それは後で考えるとして、その場では「取材」に徹しましょう。後で誰かに報告、記事を書くようなつもりで状況整理に徹するのです。そうすると、お互いがとりあえずその場をとりなせるのです。患者からしたら症状を言い切ったことになるし、医師としても、なんだかよくわからない無駄な時間を過ごしたことにはなりません。**考えようとし、そしてわからないからストレスになるのです**。医者であることを捨て、「記者」になりきれば、初診外来ではさまになります。さしずめ本診の前の「一人予診」です。

プロファイリングしてみよう

患者さんの望んでいることを知る方法論として、「語らせる」のほかに、担当医みずから「推測する」という方法があります。プロファイリングとは、犯罪捜査で使われる用語です。実際にこの言葉が捜査現場で飛び交うかは私は知りませんが、データベースのようなドライな情報とそれらの統計解析などから犯人像を組み立てる「推理」のようなものだと、私は理解しています。

臨床、特に内科の初診外来では「推論」という語が出てくれば当然、病歴や身体所見、検査結果などから診断や病態を推測する営為を想起すると思います。ここで明記しておきますが、私が臨床の文脈で「プロファイリング」とあえてこの語を使うときは、推測・推理といっても「人物」を対象にしているときです。英単語としてのprofileは、「横顔・人物紹介」のようなニュアンスがありますから、私の使用法で問題はないはずです。

初診外来では、とにかくまだ患者さんに関する情報がありません。紹介状や問診票などはあるかもしれませんが、それはあてになりません。場合によっては、初回お会いしてもその一回だけでは相手のことがよくわからないかもしれません。

そこでプロファイリングです。プロファイリングは、未知の犯人像（人物像）を、過去の情報から推理するのでした。診断を推論するのではなく、どんな患者さんかを推測していくのです。プロファイリングの本来的な意味がそうであるように、プロファイリングは犯罪捜査（と、目指す成果としての犯人検挙）の一手法であって、プロファイリング情報だけをもって逮捕はできません。あくまで犯人像を推測し、その情報を使って本来の仕事に役立てるだけです。

初診時に、まだどんな患者かわからないという状況を想像してください。このとき、私は患者の症状への関心を強く示せと言いました。次のレベルの話をしましょう。症状へ関心を持つのは当たり前で、**本当に難しい問題の解決には実はどんな患者さんか知ることがすべて**であったりするのです。一見、矛盾するようなことですが、結局はここで「患者そのものへの関心」と合流するのです。

どんな人なんだろう。このように思い、そしてどんな人かを知ることは、絶対に役立ちます。そして即効性があります。さっそくその診察時間内に役に立つときがきます。

外来診療はその医師の個性が出るとよく言いますが、あまりにマイペース、自分のルールを突き通すのでは、必ず無理がきます。いくぶんは、相手に合わせることが必要です。

こうしたことを説明するのに、私は「うなぎのつかみ取り」のイメージを持っていますが、これを話すのはまたの機会にしましょう。

患者さんの望んでいることを知るために

プロファイリングが、相手がどんな人物かを知る一つの方法論と述べました。しかし、私たちがしたいのは、患者さんが何を望んでいるかを知り、大きくすれ違わないようにして診療を円滑にすることです。どんな人物かを知るプロセスは、いささか迂回・迂遠にも感じます。これでは遅いのではないかと思いませんか。

ところが実際には遅くなりません。何を考えているか、何を望んでいるか。そんなことを推しはかる「読心術」なんてものはありません。そうではなく、**どんな人かを知ることを先に置くのです**。すると、自分がもし患者の立場だったらという心理機制が働くからか、プロファイリングが作用しはじめるのです。

ここまで具体例の提示を避けてきましたが、簡単なことですので示しします。

たとえば、火曜日に受診した患者さんに抑うつ症状がありそうです。よくみると年齢から見た平均よりも、ぱっと見の若さと服装やアクセサリーなどへの気遣いとファッション性があります。この患者さんはきっと美容師さんなんだろうな、という推測です（関東では、美容院は火曜定休日が多いのです）。すると、多忙、比較的な小さな職場、管理者との距離が近い・毎日顔を合わせる、肉体的にきつい、などの一般に言われるキーワードから、類推を広げることが可能になります。

このプロファイリングは診断がわかるとか、出すべき薬が決まるということではありません。ただ、そうなんだなと察することで**こちらの動きが少し変えられるかもしれない**ことに価値があります。

たとえば「お疲れなんだな」とか「睡眠はあまりとれていないかな」と察してあげることはもちろん、もし本当に美容師さんであれば「（火曜日定休日だから）今日は一日時間があるな」とか「火曜日ではない曜日に検査を入れたり、次回予約日にしたりはできないな」など、一歩先の推測を捗らせることができます。

さらにいえば、もしこの患者さんが次回以降、火曜日ではない曜日に受診したとします。

そうすると、仕事を休んで受診したということですから、何か特別な事情があって来たのかもしれません。実はすごく具合が悪く、本来ならそうそう休めないような職場なのにその難を排してでも受診したわけです。プロファイリングによって、こうしたことが察知できるようになります。

と、かなり卑近な例を示してしまいましたが、これは象徴的・一般的というよりも、単なる一例です。

プロファイリングは、予想ではなくロジカルな類推です。あまり仰々しく考える必要はありません。どんな人か早々にわかれば後々楽になりますよ、くらいの代物と考えてください。ただ、このように私がそれなりの紙幅を割いて説明したわけですから、重要・有用なことだ、ということくらいは感じていただきたいのです。

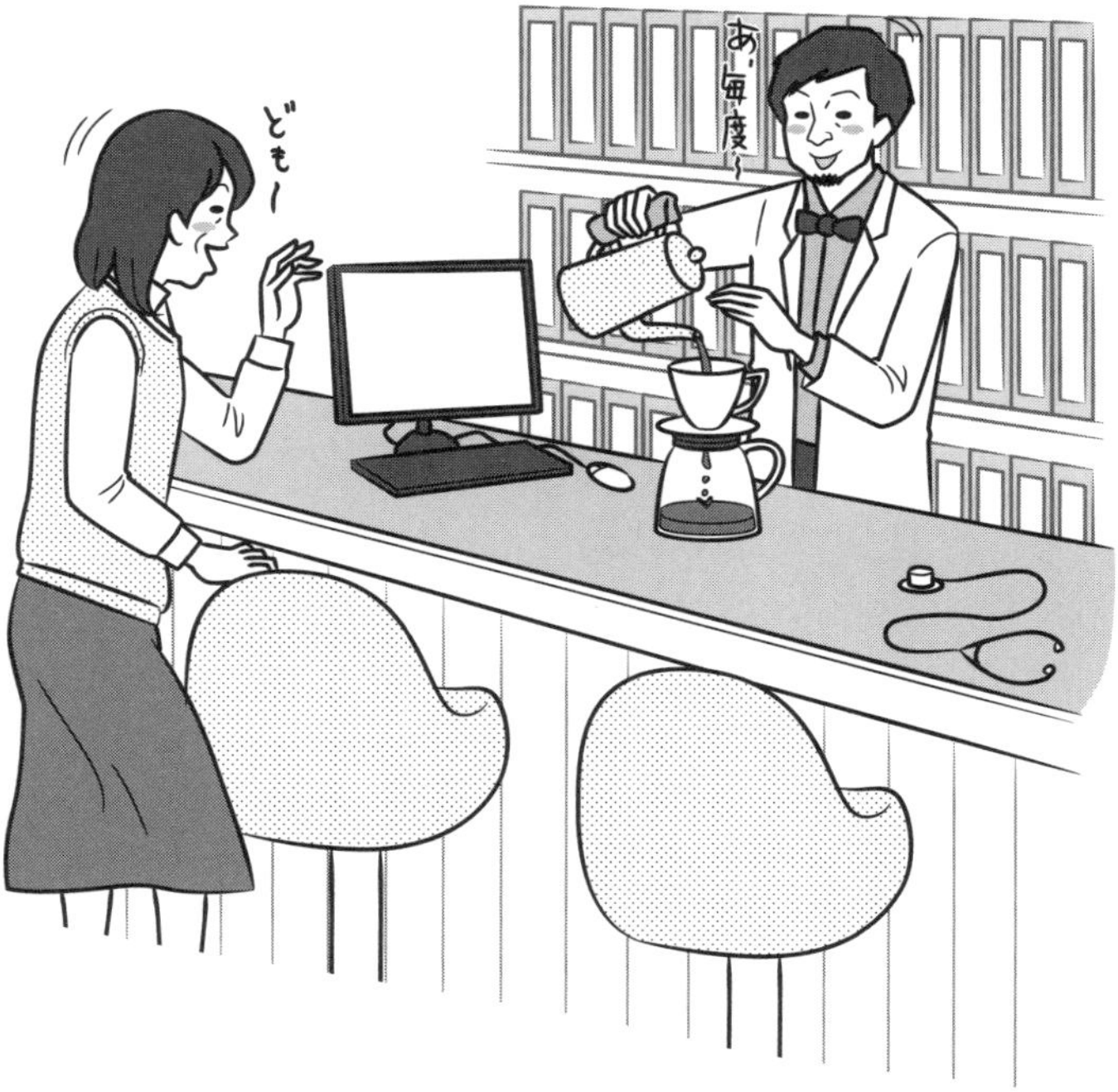

お互い疲れない範囲で、
短時間でもちょくちょく来てもらおう！

一見さんより常連客に。
そうすればおのずと患者さんが見えてきます。

カルテの書きかた

「カルテの書きかた」といっても、外来診療を一気に向上させる・変革させるような、記載術があるわけではありません。事実を粛々と記載するだけです。ただ、私が心がけているのは、印象を大事にして、それを記載しておくというものです。これは不安がらず記載しておいてよいと思います。診断や治療の見立てに関する私たちの印象は、その辺の通行人のする「当てずっぽう」とはわけが違います。「医師の印象」は、世間一般を分母にすれば、十分専門性の高い営為といえます。初診時の見立てを、軽い印象でも構わないので記載しておくと、疾患想起や診断のトレーニングにもなります。

次に心がけているのは、患者さんの様子の描写です。後でどう活きてくるかわからないので、やはり印象に残った事柄について描写しておきます。うまく医学用語で書けなくても大丈夫です。たとえば、

> 年齢のわりに非常に若くみえる。化粧や身なりは行き届いていて、話す言葉も礼儀正しい。こちらの質問には、即座に反応する。やや早口で、こちらの会話を

遮って話し始める場面も何度か。

こんな感じです。また患者さんが印象深いことを言ったときは、書き留めておきます。「先月孫が生まれました」「再来月のおわりに、娘の結婚式がある」などです。人は、出来事や節目で何かを記憶したり、それを基準に行動を変えたりします。それにこちらもついていくのです。

カルテの最後に、次回受診時に訊くことや確認することを、簡潔にまとめておくのもよいでしょう。私もよくやります。「次回はリハビリをオーダー」「食事内容を訊く」「運動習慣の質問をする」などです。メモ書きですね。

最後に感覚的な話ですが、あまりきっちりとした、完結させるような書きかたをしないことが大事です。意識するのは「継続性」。つまり次につながる、振り返ったときに「また読みたくなるカルテ」になるような工夫です。患者さんに合わせる努力は必要です。下世話な言いかたですが、要は次に会ったときに話を合わせられるように、カンペを作っておくのです。私たちは、患者さんの話すべてをいちいち覚えてはいられませんからね。

⑨ 國松流・病歴聴取の技法 〜起〜

病歴は、医者が完成させるもの

みなさんは『Ｆｅｖｅｒ』という本をご存知でしょうか？　熱に関する事柄について熱っぽく書かれたもので、内容も存在感も本の装丁も特異です。この本はかなりおすすめです。決してこの本が、本書「また来たくなる外来」と同じ金原出版から出ているからでも、共著者の中に私がいるからでもありません。正規の印税をもらっているだけです（さりげなくＣＯＩを開示）。

さて、もっと売れてもいいくらいに思っているこの本には、「病歴聴取」に関して非常に刺さる面白い記述があります。それはⅡ章のエディトリアル（導入部）にあります（76―77頁）。タイトルは次のとおりです。

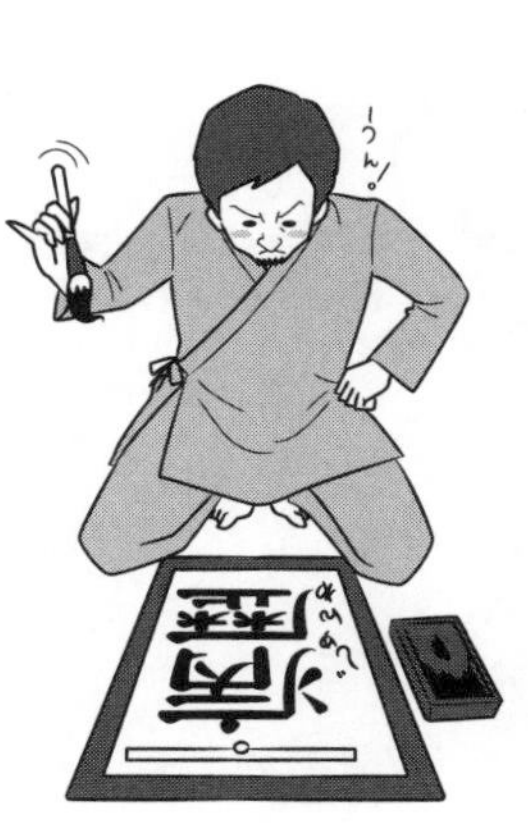

・ListenでもHearでもなくTakeである意味

これは「病歴聴取」の実質的意味を汲んだ場合に対応する英語が、"Taking a medical history"とＴａｋｅ（テイク）を用いることが背景にあるのですが、あからさまに含みのあるタイトルになっています。このエディトリアルを書いた佐田竜一先生と、私も全く同感です。病歴は取りにいく（テイク）のイメージです。

このエディトリアルの内容とタイトルの意図を端的に私が代弁すると、**「病歴聴取をする前に鑑別疾患が存在すべきである」**ということです（一度原文を読んでみてください）。

何も考えず、ただただ虚心に。

そんな病歴聴取を、通常の初診外来で私は決してしていいいません。件のエディトリアルの最後はこう締められています。

発熱患者の問診・診察・検査情報から一枚の絵画を作成するような気持ちで臨床推論を行ってほしい。そのような思いで作成された明瞭な絵は、必ずや病態診断に直結する。

病歴をテイクして完成した「絵画」には、「思い」があるというわけです。「思い」とは想定した鑑別疾患のことです。**病歴は、医者が完成させるものです**。特に私が考える病歴聴取では、その恣意性の部分を強調したいのです。

▼ダメな病歴聴取　その一

私の考える「病歴聴取の恣意性」を伝えるために、あえて極端を提示して話を明快にします。ここからは、私が考える**ダメな病歴聴取**について述べていきましょう。

一つ目です。病歴聴取を神聖なものと考えて、少しの漏れや間違いがないように、慎重にエラーがないように、教科書の内容を思い出しながら、ながら、ながら……する問診です。これはダメです。

このような様子、わかりますか？　なぜダメか。目の前の問題・タスクには、きれいな回答があって、自分はそれがわからず導き出せていないだけだと考えているからです。これは間違いです。そんなことはないからです。

まず私たちの直面する問題には、回答がないことが多いです。また、回答を出したとしても「きれいなもの」であることはまずありません。このようなことも知らないで、ろくな答えもそもそもないのに、**自分がわからないだけだと焦る**この滑稽さといったら、皮肉にもなりません。

「漏れがないように」はよいことですが、こういうのは集中治療室の患者や入院患者で問題となっている症例には最適でしょう。しかし外来初診で、さっき挨拶を済ましたばかりの人に、いきなり「漏れがないように」などやりすぎです。エラー？　エラーも何もまだ何もしていません。答えがあるのかもわからないのに、自分の能力や知識がないからわからないのでは……と心配になるなんて、構図としてすでに自滅しています。真面目すぎるのです。

病歴聴取を、クラシック音楽か何かだと思っていませんか。初診外来の病歴聴取を、クラシック音楽のような「古典」を奏でることだと思っていませんでしょうか。クラシック音楽は一音一音譜面通りに演奏します。理由は、クラシックは古典を楽しむことを基盤としているからです。ですから、基本的には譜面通りに演奏され、そして作曲当時の時代の雰囲気や作曲家の性格や意図などを汲むことが習いなのです。

病歴聴取はクラシック音楽ではありません。**病歴聴取は、ジャズです**。しかもカチッとしたものではなく、真夜中の場末のバーで、たまたまその場にいた楽器を持った者同士でなんとなくはじまる、ジャムセッションです。初診外来の病歴聴取もそのようにやればよいのです。

▼ダメな病歴聴取　その二

ダメな病歴聴取の二つ目です。病歴聴取はジャズのセッションのようなものだといいましたが、それは病歴聴取を「テキトー」「いい加減」と考えているわけではありません。ダメな病歴聴取の二つ目は、それをしようと思ったときに**「こういう病歴聴取にしよう」というものがない問診**です。

何にもとらわれず、プロでも、
アマでも、上手でも下手でも、
のびのびと

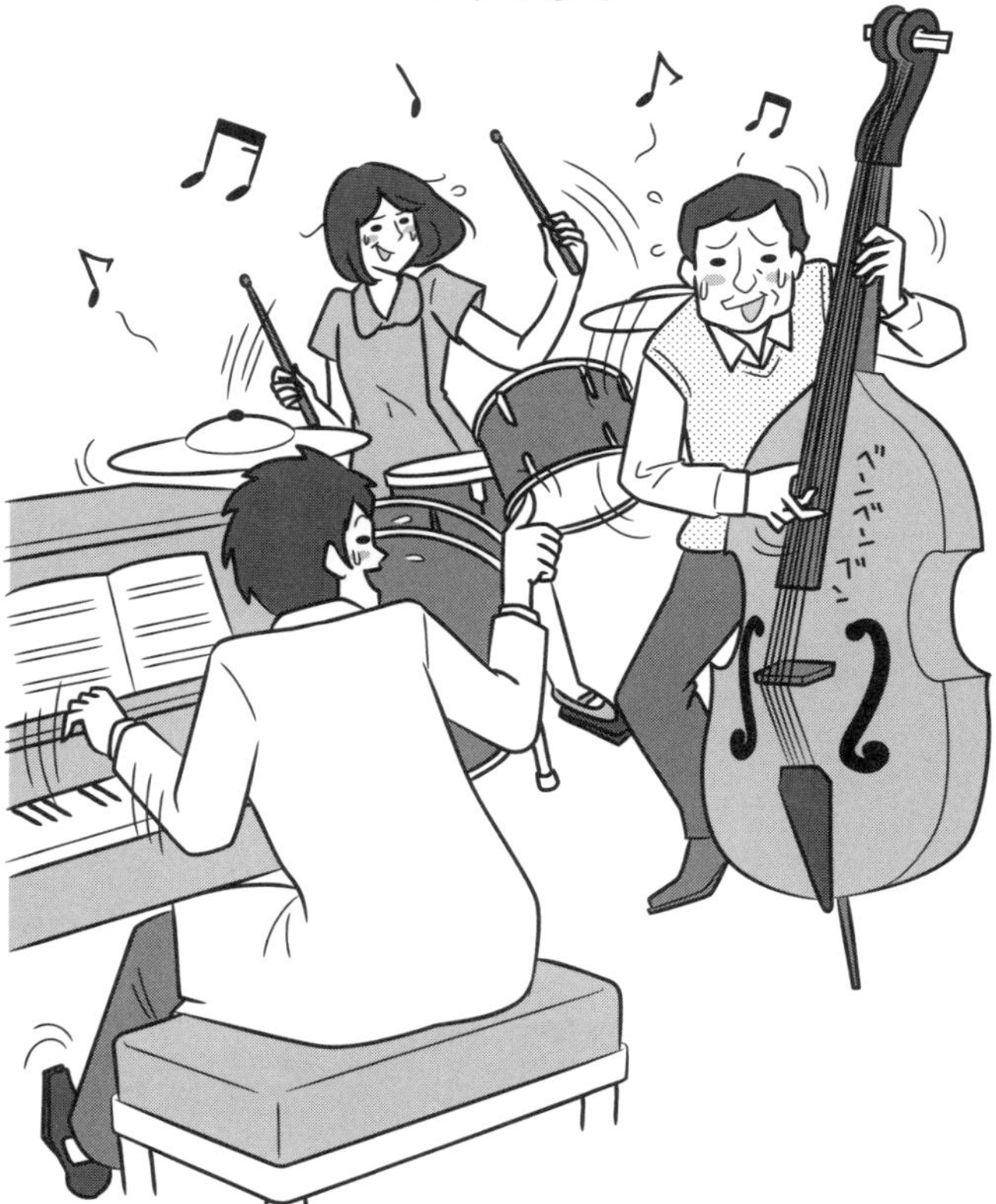

病歴聴取はジャムれ！
～リズムとグルーヴ感が大事～

これは目的意識を持て、とも違います。目的を規定したら、自由度が奪われてしまいます。とはいえ、ジャズセッションもそうですが、画家などのアーティストが本当の意味で何もなしに自分を表現したりはしません。感情に赴くままの自己表現を目指す、ということもあるでしょうし、クライアントから依頼を受けてある程度は「このようなもの」と決めてからそれを目指して創作することもあるでしょう。病歴聴取も同じです。目的は規定しないけれども、何かは心に決める。このような形や方向で行こうと腹を決めるのです。

病歴聴取をする前、いえ厳密には、病歴を訊こうと思った直後から実際に問いを投げるまでの間に、こういう方向性で進めていこうというものがないのはダメだと思います。青写真、一貫するテーマ、どんな呼びかたでもいいのですが、**何か自分の中に秘めた強い気持ちを、それをしている間**（私たちでいえば病歴聴取をしているとき）**持ち続けるべき**なのです。そこに「用意された答えを探す、待つ」という感覚はないはずです。表現者やアーティストたちにとって、答えなどないことは前提に近いでしょう。私たちはさすがにアーティストではありませんが、答えがそうそうないということでは共通しています。

答えがわからない。それは自分が劣っているからだ。その劣っている分、自分は漏れなく慎重にやるしかないんだ。こういう強迫から、一刻も早く逃れましょう。

▼ダメな病歴聴取　その三

三つ目はシンプルです。詳しく訊きすぎる。これはダメな病歴聴取です。本当にダメです。

病歴聴取で得られまとめられた情報を、後から使う立場で考えれば、情報は詳しいほどよいに決まっています。これは当然です。当たり前です。しかし、病歴聴取という「行為」として考えた場合には、詳しく訊きすぎてはダメです。

その一番の理由は、詳しく訊いて得たその情報が、役に立たないかもしれないというだけではなく、詳しく訊いてしまったがために**他の本来詳しく訊くべき事柄を訊けなくなるかもしれないから**です。私の考えはそれに止まりません。どうでもいいこと（失礼）を詳しく訊いてしまったために、患者が変質するかもしれないという可能性に無自覚になってしまうという点を指摘したいのです。もしそうなってしまったら、これは罪深い。患者は変わらないものだとほぼ無意識の前提を持ってしまってはいないでしょうか。

患者は時々刻々変わります。特に、医師のような「スーパー専門家」が目の前で質問をしてきて何も変わらないわけがありません。

たとえば夜間の呼吸困難で受診した患者さん。いろいろ訊かれるなかで「実は頭痛もある」と言いました。それを受けて医者がその頭痛についてとても詳しく聞いてきたとしましょう。別にいいじゃないかと思うかもしれません。しかし患者さんはこう変化するかもしれません。

> 今日は夜の苦しさで来たけれども今はそうでもないし、気のせいと思われているかもしれない。さっきも聴診では大丈夫だと言っていたなあ。確かに最近は頭痛がある。先生も詳しく聞いて来たし、なんだか心配になって来た……。

ちょっと都合のいいサンプルかもしれませんが、患者さんの思考や心理はひとところに止まりません。本質を見失わないために、せめて初回は話をシンプルに。あれこれ聞かず、主訴に忠実に対応し、患者さんを極力動揺させないことに注力してみてはいかがでしょうか。

ダメな病歴聴取　その四

最後です。ダメな病歴聴取。それは、**「聞くだけの病歴聴取」**です。患者さんは、受診の時点でそれなりの不安があり、一刻も早い安堵を求めています。それを「聞かないとわからないから」といって、話を聞くだけでは患者さんは何も安心しません。医者の勝手だと思います。

それなりに受け答えをするなかで、たまには感想や見立て、考えを少しでよいので伝えてください。「答えがない」と私は随所でいいましたが、これを「わからなくていい」「わからない限り伝えられない」と曲解されてほしくありません。

我々に求められているのはたぶん、**わからないなりに伝えること**です。答えはない・わからない、答えについては言えない。だけれども、**安堵させることは言えるはず**なのです。しかし今言ったことは、本書そのものが目指す究極の目標かもしれないので、ここではこの辺にしておきます。

病歴聴取における、医師の恣意性とは

まとめてみましょう。病歴聴取を「完成」させるためには、病歴聴取を神聖なものとせず多少漏れがあってもよいと認識し直し、聴取をする前にもう「こういうイメージで」という思いを持つこと。そしてそれは綿密な計画ではなく、実際の病歴聴取に際しても、詳しく訊きすぎず、患者の動揺を誘うことなく、最初にイメージした病歴聴取を一貫して組み立てていく、というものでした。

情報収集ははじめから完璧を目指さず、不器用に収集する感覚です。まさに一枚の絵画を創作していく過程だと思います。

⑩ 國松流・病歴聴取の技法 〜承〜

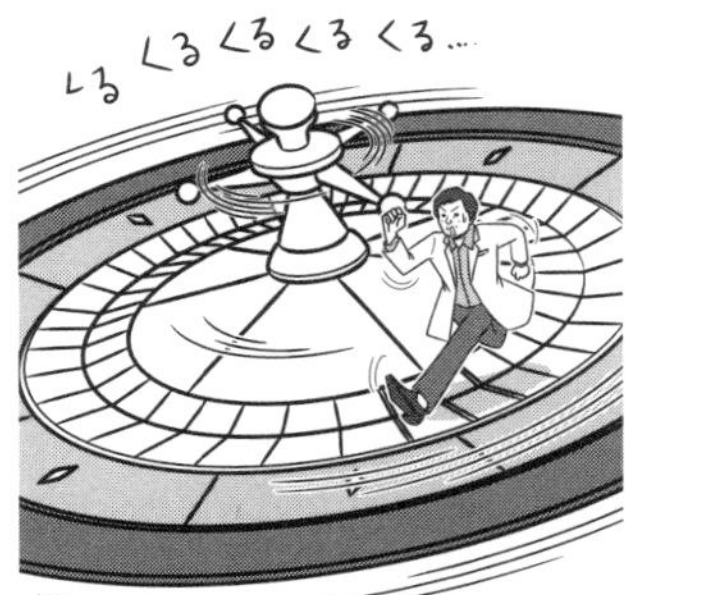

▼病歴をつくるには

ここでは「病歴のつくりかた」をテーマにします。

卒前教育において、臨床実習に入る前に病歴聴取の練習をするそうです。私は共用試験が必須になる前の時代の人間ですが、試験の実施が決まった時期にちょうど学生だったため、実験台として少しだけその練習を経験しました。そうした病歴聴取トレーニングにおける「王道の習い」は、次のようなものとなります。

・まず、オープンエンド・クエスチョンではじめる
・自発的な発言がほぼ終わったところで、欠けている情報の追加をダイレクト・クエスチョンで補う

このようなステレオタイプの病歴聴取、私に言わせれば「難易度が高い」と感じてしまいます。とりわけ**オープンエンド・クエスチョンは難しいです**。私はうまくできる自信がまったくありません。こんな難しいことを、初学者中の初学者である医学生にやらせるのですから驚きです。

初期トレーニング・初学者用にオープンエンド・クエスチョンを行わせようとする意味はいくつかあると思いますが、一つには、いわゆる**パターナリズムの排除**であろうと思います。私が高校生のころ、大学入試の小論文試験でよく取り上げられていたテーマに、医師の権威主義・話を聞かない医者・インフォームド・コンセントをどうするか、などがありました。今では考えにくいですが、当時はまだ医者の権威がかなり強い風潮があり、患者が自分の言い分を伝えられないことが問題視されはじめた時期でした。患者の話をよく

聞く医者を育てたいという、願いなのだろうと思います。

もう一つ、オープンエンド・クエスチョンの実質的な効能は、診断の推論において**先入観を排除する**ことにあります。患者に自由に述べさせることによって、思い込み、ひいてはエラーを防ぎ、推論自体の妥当性・正確性を担保しつつ、また結果部分に関してもすべての可能性を挙げ切り「漏れのない」ものを目指すというわけです。

まあ、これは大変です。私は初学者や、本書の読者対象に考えている外来診療が苦手な先生こそ、このような虚心坦懐、すべての可能性を考えるようなスタイルは合わないと思っています。会話だけで、多様な推論を系統的に詰めていく作業は、非常に高度な頭脳作業だからです。そこで私が提案したいのは、**ある程度、問診開始前に仮説や病態イメージをつくっておく**ことです。

仮説なしに、展開できない

推論というのは仮説が起点になります。それを知っているくせに、推論のしかたばかり教える人がいます（それが臨床推論だと言わんばかりの人もいるようです）。実際にはある程度仮説を立てないと、推論は展開できません。本当に教えるべきは、「仮説の立てかた」のはずです。

さて、今はそれを掘り下げないとして、病歴聴取に至るまでに得た情報を使って、思い切って「これかな」と診断を予想して、それにベットしてみてください。ルーレットや競馬のように、ある程度これかなと思うところへ賭けるイメージです。軽くやってください。

肺炎かな、偽痛風かな、狭心症かな、胆石発作かな、尿管結石かな。こんな感じです。気軽に軽くそうだとみなした後は、そんな軽く賭けてみた雰囲気とは一転、**ある程度一貫してそうだと仮定し続けて問診をとってみます**。軸足を、意識的に置くというわけです。慣れない人、苦手な人が、少しの軸もなく推論などできないはずですから、これは有効であると信じています。

さて、こんなこと当たり前ですか？　本当に当たり前にみなさん意識的に実践していますか？　実際には、いきなり思いついた仮説に飛びつくことに心の中では罪悪感を覚えながら、オモテではいろいろなことを考えるふりをして、ウラでは「（診断は）これかなぁ。でもなあ……」と逡巡しながら問診を進めているのではないでしょうか。多分、軽く賭けてはいないと思います。

逡巡はしてよいのです。私が力点を置き差別化しているのは、その（いい加減ともいえる）仮説の可能性を一貫して考え続けしっかりと検討している、ことなのです。

お医者さんは真面目であるせいか、仮説を「ただの仮説」としてしまいがちです。なんなら**仮説を「不確かなもの」として軽視しがちです**。私はその意味合いで「仮説」という言葉を使っていません。単に「前もって想定した説」ということであって、別に不確かといい加減などという意味ではありません。

仮説とはいい加減なものではなく、ただし良い加減にする必要はあり、一度仮説を生成したからにはしっかりと最後までそれを強く浮かべながら病歴聴取をするべきだと思うのです。

ギャンブラーの気持ち

私自身は、ルーレットや競馬はしませんが、昔ゲームとしてならやったことがあります。どうでもいい情報ですが、私の父親は競輪の車券を買います。公営ギャンブルを趣味にする父のおかげで、ギャンブル、つまり確率ゲームの仕組みや愛好家の生態はわかっているつもりです。ルーレットは、よくゲームセンターのコインゲームでやっていました。一般に競馬ファンは多いので、読者のみなさんの中にも馬券を実際に買われる方がいるかもしれません。

みなさんは、ギャンブラーの気持ちがわかりますか？　私はわかります。この際、ギャンブルといわず麻雀とかポーカーでもいいです。虚心にみて、こうしたギャンブル性のあるゲームの特徴を一言で私の言葉で表すなら「一回のゲーム・レースはあっさり終わって、さっさと次のゲーム・レースへ移っていく」という点です。ここは重要な観察点です。

ギャンブラーたちは、一回一回のゲーム結果にまったく心理的に尾を引きません。全然引きずらない。うじうじとああすればよかった、などと立ち止まって反省したりはしません。その日全体のツキはみているようなのです。なので、一回一回の結果にクヨクヨしない代わりにさっさと引き上げて気分転換したり、逆にあえて何度も果敢に挑んだり、競馬なら情報誌を研究し直したりして、全体のツキのバランスをとっているということらしいのです。ギャンブルについて、よくわからないという人のために、競馬を例にしてイラストにして説明しましょう。

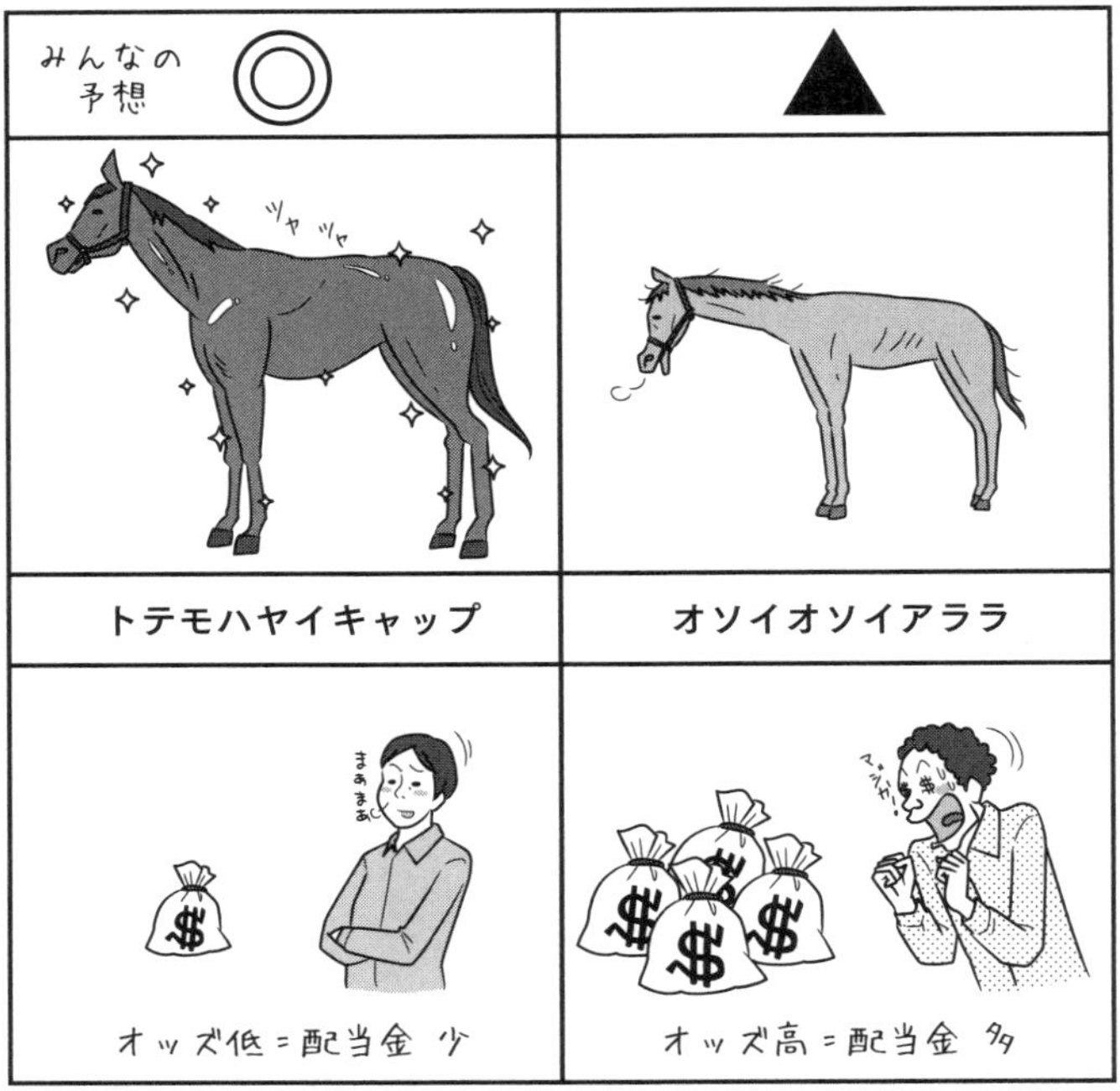

・レース前にどの馬が勝つかを予想します。
・開催側（胴元）は、競走馬全体の様子や購買状況を勘案して、オッズを立てます。つまり、勝ちそうな馬にはオッズを低く、一方およそ勝たないであろう馬が、もし勝った場合のオッズを高くして、ゲーム性を持たせます。
・予想通りの結果であればあるほど、当たったときの獲得金額は低くなり、万馬券のように大方の予想に反して勝利するようなことがあれば、当たったときの獲得金額は高くなるというわけです。

さて、このようなゲームに参加して、予想が外れたからと文句を言ったり、反省したりしてもしょうがないという雰囲気になることが、何となくわかるでしょうか。そもそもオッズの見積もりはラフですよね。参加者も賭けるにあたり、さしたる「根拠」に基づいているわけではありません。外れたら、立ち止まって原因を詰めに詰めて猛省することなんかより、さっさと次のレースに気持ちと行動を切り替えたほうがいいわけです。

ある可能性を予想する。一度はその可能性に賭けて運命を託す（大袈裟）。外れたらさっさと次のゲーム・レースに移る。これだけです。さあ、診療とギャンブルを一緒にするなという声がそろそろざわざわと聞こえてきました。一緒にするな。まあそうですけれども、はっきり言って、一緒です。

初診外来の病歴聴取とギャンブルの類似性

例をあげます。七十代の女性が急に右の膝関節痛で臨時受診したとします．三十八度の熱もあり、右膝は素人目に見ても腫れています。発赤ははっきりしません。診察で膝を触ると、熱感が少しあります。

このとき、病歴を訊く前に「偽痛風かな」と見積もったとします。そのあと病歴聴取に入ります。このとき、頭にはある程度いつも偽痛風を置いておきます。経過を訊くと、純粋にこの膝関節痛が突発したらしく、数日～半日前から熱や悪寒、倦怠感が先行することはなかったようです。偽痛風は突然関節炎が起きるため、この患者さんの経過は偽痛風に矛盾しません。年齢、矛盾しません。膝という部位、矛盾しません。熱が出る、局所の熱感、矛盾しません。だから偽痛風。そうではありません。

偽痛風かもしれないとして、それを確定するために何をしますか。関節液の分析です。でも偏光顕微鏡、そんなものはありません。ただしグラム染色はできますから、それを見てみようと考えます。すると次のアクションは真っ先に関節穿刺です。検体を採取し、すぐ検鏡します。

さて、ここでみなさんからある疑問が出るかもしれません。たとえば、化膿性関節炎はどうなった？

でも冷静に考えてみてください。いま私が言った一連のことは、もしこの患者さんの実際の診断が化膿性関節炎だったとしても、最初に浮かんだ仮説が化膿性関節炎だったとしても、**行うアクションには全く変わりがない**と思いませんか？　仮説生成の段階で化膿性関節炎を挙げなかったことが、そんな危険だったでしょうか。グラム染色でもし菌体がみえたら、ハッとして化膿性だったかもと切り替えればよいのです。

次にこんなパターンはどうでしょう。関節穿刺の準備しているときに患者さんと会話をしました。そこで「先生〜、私近所の整形外科で最近、週一くらいで、膝にヒアルロン酸を打ってもらってるのよ〜。十年前に人工関節を入れてもらってから、お世話になってる先生なの」という話を聞いたとします。すると、偽痛風と思っていた脳がハッとして「化膿性かも」と一気に切り替えることができます。

細かい突っ込みどころは多数あるかもしれませんが、ここで伝えたい重要なことは、最初にラフに立てた偽痛風かもという仮説を、いずれも「ハッとして」「軽く」取り下げている点です。本項の最重要点なので強調しますが、ラフに立てた、**そうそう思い入れのない仮説であればあるほど、サッと取り下げることができるものなのです**。

仮説生成にはそれなりの信念はあれど、見積もりレベルの根拠で立てた想定に、確からしいことなどあるはずもありません。最初の仮説にとらわれることを診断エラー界隈でよく話題になりますが、私がここで述べたようなことを理解してくだされば、仮説にとらわれることほどくだらないことはありません。ギャンブラーに笑われてしまいます。

診断推論、病歴聴取。やっぱり賭けていいのです。賭けた上ですることは、その賭けに一応まずはこだわり、それに合うかどうか検討することです。合うかどうか検討するには、必要な情報を起こし、聞く必要があります。こうして、欲しい情報を恣《ほしいまま》に収集する結果、病歴はつくられるのです。この気持ちがいいくらいの恣意性が、初診外来にはあってほしいと思います。

⑪ 國松流・病歴聴取の技法 〜転〜

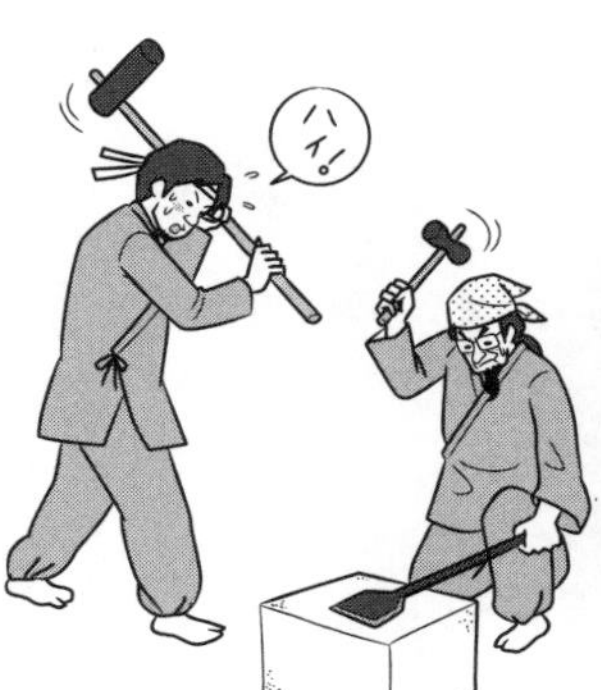

そして、話がはじまった

私自身は、初診外来の病歴聴取は、**「いつからどんな感じですか〜」**と、なるべく短く、気張らず、優しい声で尋ねています。このあと、グイグイといろいろ聞いていくことですし、あまりオープンエンドでは聞きません（113頁）ので、出だしくらいは私のしゃべるパートは極力少なくします。

「今日はどんなことでいらしたのですか？」「どうされて病院に来られたのですか？」これがいわゆるオープンエンド・クエスチョンの初手といわれます。なかなか自由度が高いですね。さすがです。この質問をしたら、**収拾がつかなくなるのは目に見えています**。

その点、私は患者の考える「どうした」に起点を与えています。軸を早々に作ってあげるわけです。「いつから」と楔を打ってセミクローズにしまうかわりに、直後に「どんな」そして「感じ」という二つの曖昧な質問を打つことにより、総和としてはふんわりさせて、気も悪くさせなくします。「どんな感じィ〜」は売れないバンドの煽りMCのようで、まったくもって微妙ですが「いつから」が頭に付くことにより急に意識の矛先が明瞭に決まります。患者さんという相手に対しては、これくらいがちょうどよいのです。

患者は師匠、医者は弟子

江戸時代、鍛冶屋では、師匠である刀匠とその弟子が向かい合い交互に槌を打って、刀を鍛えたそうです。師匠が槌を打つ合間に、弟子が次に師匠が打ちやすいように刀を整える意味があったそうですが、まさにこの弟子の打つ槌を「相槌」と呼ぶようになりました。

相槌を打つ。まあ手垢にまみれたコミュニケーションのテクニックですが、私が面白いと思うのは、**相槌を打つのは弟子のほうである**という点です。外来診療の関係性、すなわち患者側がクライアントであることを考えれば、患者は師匠、医者は弟子になるはずです。外来診察ではこの役割が程よいです。患者にうまくしゃべらせることができないという先生は、自分が弟子になったつもりで接するとよいかもしれません。

相槌、合いの手

そうは言ってしまいましたが、相槌の打ちかたには、特にコツや私からのオススメはありません。何でもいいです。

- あ〜
- いいですねぇ
- うんうん
- えー
- おおー

です。つまらないでしょう？　何でもいいのです。私、このセクションを読むのは一線の臨床医ではなく学生であると（今から）睨んでいます。そうですね。学生でしたら、

た　大変でしたね
ち　ちょっと大変でしたね
つ　つらかったですね
て　手伝いましょうか
と　とてもつらかったですね

という「たちつてと」を臨床実習の際にいかがでしょうか。優しい感じが伝わります。
これが私クラスになりますと、

た　確かにそうですね
ち　違いますね
つ　（私が）つらいですね
て　ていうかですね
と　とてもつらいですね（私が）

という「たちつてと」になります。いかにも実践的、いえ現実的です。

唐突ですが、**私、実は外来診療が好きなわけではありません**。外来が好き、なんてちょっと怖くないですか。私はこれを仕事でやっているだけです。人が好きなわけでも、会話やコミュニケーションが好きなわけでもありません。このことははっきり言っておきます。

集中治療室で気管内挿管されている患者や手術中の患者はものをしゃべりません。でも外来患者はしゃべります。残念なくらいしゃべります。病理医がガラスを顕微鏡でみているときも、（独り言を除けば）しゃべってはいません。病理医がしゃべる場合は、相手は医者が多いことでしょう。実は話すのが苦手だから、患者さんとあまり話さないような科を選んだということを、私はよく聞きます。

ただ、私のような者でもやれているという事実があります。スキルさえ身につければ、苦手でもできるようになるのです。

オープンエンド・クエスチョンの裏

オープンエンド・クエスチョンは自由度が高く、収拾がつかなくなると冒頭に言いました。ただし、変則的ではありますが、使い勝手のよい場面があると私は考えています。それは、しゃべり始めたら勢いよくしゃべり、止まりそうにない人、とても理路整然とは話せそうにない人、正直何を言っているか、俄にはわからない人、などに対しての病歴聴取です。

まずはそのことをなるべく瞬時に読み取ります。瞬時なので印象で構いません。そのような印象を持ったのなら、即オープンエンド・クエスチョンに切り替えます。いえ、この言いかたには少し語弊があります。

このような患者さんは、どのみち病歴聴取に難儀します。つまり、**まずは難易度や所要時間を読む**わけです。嫌がるのではなく、最初にそれを自覚することが大切です。これは時間を要しそうだな、何を言っているかわかりにくいな、などと感じたら、どうせ熱心にまとめようとしてもわからないのだから、最初はしゃべらせるのです。

そうです。厳密にはオープンエンド・クエスチョンはなく、オープンエンド・ヒアリング（hearing）です。本書の熱心な読者なら、「9　國松流・病歴聴取の技法 ～起～」の冒頭を思い出すことでしょう。ここでhearという言葉を使ったのは私のこだわりです。listenとhearの違い、知っていますか？

医師の恣意で本当はまとめにかかりたい病歴を、容易にはまとめられないと察知したなら、無理にまとめようとしない。これが肝要です。私はこれを、うなぎのつかみ取りの様子になぞらえて「うなぎ理論」「うなぎアプローチ」と呼んでいます（この説明については、後述します）。

ほころびは、自分の思うようにならないときに生じます。苛立ち、集中の低下、必要なアクションや配慮の省略などです。こうしたものが生じないようにするために、一度自分の「主電源」を切り、人間であることをやめ、仏像、地蔵、あるいはアンドロイドになりきりましょう。ここにこそ、

・TakeでもなくListenでもなくHearである意味

が生じます。Hearです。私自身は地蔵とアンドロイドをミックスした感じになることが多いです。石になるのもあれですから、微かで無難な頷きと動きを自動で入れることのできる機械の要素も入れておき、ダイナミズムを作るのです。

患者さん側のことを考えましょう。おそらく、そうした患者さんはこれまで医師から「話が長い」と遮られたり、イライラされたり、そういう負の体験をたくさんされて来ました。そこで、どうであろうと、話を聞いてあげる人が現れたわけです（実際にはlistenではなくhear、人ではなくアンドロイド）。**経験上、患者さんは本当に喜びます**。気をよくします。感謝もされることもあります。

発想の転換から

「一方的に患者さんが話す」なんて、ネガティブな解釈をしていませんか？　その考えを今日からやめましょう。「一方的に患者さんが話してくる」のではなく**一方的に聴いているると考える**のです。これがオープンエンド・ヒアリングの真髄です。意識の先は、患者さんにありません。自分です。自分を制御することに集中するのです。よくわからないことをグアーッとしゃべってくる患者さんのことを、すぐ変えたり取りなしたりすることは不可能です。しようとするとなると、強硬手段しかなくなります。つまり、患者の悲しみや逃避、医師の怒りしか産みません。これが現代の医師―患者のミスコミュニケーションの本質だと思っています。すべてうなぎ理論で説明可能です。うなぎは体表に粘液があり、**しっかりと掴もうとすればするほど、すり抜けて逃げていく**のです。

「オープンエンド・ヒアリング」には時間はかかりますが、患者さんがしゃべり切るとあら不思議。こちらの意見を聞いてくれたり、言うことを受け入れてくれたりします。そして何より、こちらも患者さんの言うことがわかる（感じる？）ようになるのです。

この機序は「慣れ」だと思います。国際学会に出席して、最初は英語が早くて何を言っているのかわからなくても、だんだん聞こえてきて、ちょっとヒアリングのコツを掴みかけたところでハイ帰国、のような体験、みなさんにもありますね（強引）。そうです。慣れは大切です。この慣れというのは、その一回の面談だけのものではありません。

また来たくなる外来。

また来てくれれば、また来てさえくれれば、わかるようになるものなのです。お互いに。だから、また来てもらいましょうね。

▼パターン別対策 ～やはり話が途切れない人～

少し細かなことを述べていきます。状況としては、どうしても話を切りたいときです。話が途切れないという患者さんは、います。理由や背景はいろいろです。病的というより、性質や性格なのでしょう。長く途切れないというより、内容が読み取れないという場合もありますね。理路整然としないことにイライラする医者が多いのは知っていますが、「理路整然」とは真逆のような人もいます。迂遠、曖昧、混沌、奔逸。聞いていて病歴をまとめるのが大変なことがあります。

それから、医師には相手に求める水準が高いという悪いところがあり、「理路整然」の中にも人に求めるレベルが高い先生がいます。患者さん側も、一生懸命に順序立てて述べようとしてもやっぱり微妙だったり、紙に細かく大量に記載して来てくれたりします。ただ、「スーパー専門家」である医師の側からすると、せっかくの患者さんの「努力」も必要かつ十分ではなかったりします。いけませんね。私はこうした患者さんの努力は大好きです。いいじゃないですか。多少わかりにくくても。わかるはずがないのに必死でわかろうとするから、短気を起こすのです（これもうなぎ理論です）。

話の切り上げかたの具体的実践

さて、話の切り上げかたです。これについてかなりおすすめの方法があります。それは、次のどれかを唐突かつおもむろにはじめるのです。

- ・咽頭の観察
- ・医師自身で血圧測定
- ・聴診（特に頸部）
- ・器具を使った診察（特に打鍵器）

咽頭の観察。それにはまず口を開けさせますね。そうすると、相手はしゃべれなくなります。これは簡便で有用です。開けただけではまだしゃべり出そうとする人もいますから、挺舌させます。舌をまっすぐ前に出させてまでしゃべろうとする人がいたら、それはもうそのことが異常です。診察を取りやめるか、さっさと血液検査に行かせるとか、違う次のアクションを取りましょう。アーと声を発声させるのもいいでしょう。発声中に別の発話をすることは物理的にできないはずです（やってみてください）。

医師自身で血圧測定とは、まずマンシェットを腕に巻くという行為をしますが、これが「拘束」のメタファーになります。そして次に聴診器を当てますから、一定時間患者の声を聞かなくて済みます。むしろ黙っていてもらう必要があります。

血圧測定でなくても、聴診器を使った方法は同様に有効です。まず聴診器で自分の耳を塞ぐことができます。胸部聴診ですと、聴診器を当てているのにしゃべり続ける人がいますので、胸ではなく黙って頸部に聴診器を当てます。この黙ってというのがポイントです。予告せずに当てます。患者さんからすると、この意外さに戸惑います。「え、胸じゃないの……首…に？　そんな先生初めて。」その一瞬の戸惑いは沈黙に変わります。

はい、これで話が切れました。そして当然のことながら、血管雑音などを確かめてあげてください。続いてこう言います。「首の血管の雑音はありませんでしたよ」これはホッとします。意外なアクション、そしてよい結果。この相乗効果で、医師への信頼感は抜群です。

郵 便 は が き

料金受取人払郵便

本郷局承認

5161

差出有効期間
2023年
12月31日まで

(切手不要)

113-8790

(受取人)
東京都文京区湯島2丁目31番14号

金原出版株式会社 営業部行

フリガナ		年 齢
お名前		歳
ご住所	〒 ー	
E-mail	@	
ご職業など	勤務医（ 科）・開業医（ 科） 研修医・薬剤師・看護師・技師（検査/放射線/工学） PT/OT/ST・企業・学生・患者さん・ご家族 その他（ ）	

※このハガキにご記入頂く内容は，アンケートの収集や関連書籍のご案内を目的とするものです。ご記入頂いた個人情報は，アンケートの分析やデータベース化する際に，個人情報に関する機密保持契約を締結した業務委託会社に委託する場合がございますが，上記目的以外では使用致しません。以上ご了承のうえご記入をお願い致します。

◆ 弊社からのメールマガジンを □希望する □希望しない

「希望する」を選択していただいた方には，後日，本登録用のメールを送信いたします。

金原出版　愛読者カード

弊社書籍をお買い求め頂きありがとうございます。
皆さまのご意見を今後の企画・編集の資料とさせて頂きますので，
下記のアンケートにご協力ください。ご協力頂いた方の中から抽選で
図書カード1,000円分（毎月10名様）を贈呈致します。
なお，当選者の発表は発送をもって代えさせて頂きます。
WEB上でもご回答頂けます。
https://forms.gle/U6Pa7JzJGfrvaDof8

①本のタイトルをご記入ください。

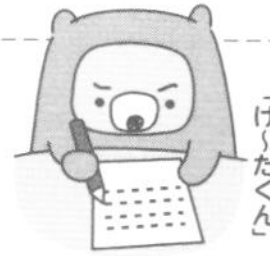

金原出版キャラクター「け〜たくん」

②本書をどのようにしてお知りになりましたか？

- □ 書店・学会場で見かけて
- □ 宣伝広告・書評を見て
- □ 知人から勧められて
- □ インターネットで
- □ 病院で勧められて
- □ メルマガ・SNSで
- □ その他（　　　　　　）

③本書の感想をお聞かせください。

◆内　容〔満足・まあ満足・どちらともいえない・やや不満・不満〕
◆表　紙〔満足・まあ満足・どちらともいえない・やや不満・不満〕
◆難易度〔高すぎる・少し高い・ちょうどよい・少し低い・低すぎる〕
◆価　格〔高すぎる・少し高い・ちょうどよい・少し低い・低すぎる〕

④本書の中で役に立ったところ，役に立たなかったところをお聞かせください。

◆役に立ったところ（　　　　　　）
→ その理由（　　　　　　）
◆役に立たなかったところ（　　　　　　）
→ その理由（　　　　　　）

⑤注目しているテーマ，今後読みたい・買いたいと思う書籍等がございましたらお教えください。また，弊社へのご意見・ご要望など自由にご記入ください。

（　　　　　　）

ご協力ありがとうございました。

聴診器もそうですが、診察器具を取り出してそれを使うという方法もきわめて有効です。特に打鍵器がおすすめです。まず、器具というのが素晴らしいです。取り出すときの意外性ですね。そしてハンマーという、一般生活であれば、凶器にもなる器具を出すわけです。それを掴み、そして叩く。この非日常性。**医師と患者という関係でしか許されない行為**だということを、患者さんは非言語性に感じていきます。「叩く」など、信頼があっての行為ですから(信頼がなければ暴行罪)、それまでの信頼がなくても否が応でも信頼ができてきます。信頼関係が築ければ、相手に対して「一方的に何かする」なんてことはしません。その何かというのはここでは「とめどなく続くお話」です。

打鍵器といえば、患者さんからするといかにも医者の器具という感じですから、打鍵器を使う診察は、患者さんの考えるお医者さんの診察のイメージそのものです。これを見せつけてやりましょう。当然こう言います。「反射があまり出ませんね……末梢神経障害はあるかもしれない」

いくら検査機器が発達した今でも、検査しなくてもわかるお医者さんというのは、患者さんからしたらカッコイイのです。ちょっとでもそう思ってくれたら、信頼ゲットです。きっと患者さんも安心して、落ち着いて穏やかに話してくれることでしょう。

診察で患者の話の切り上げる方法

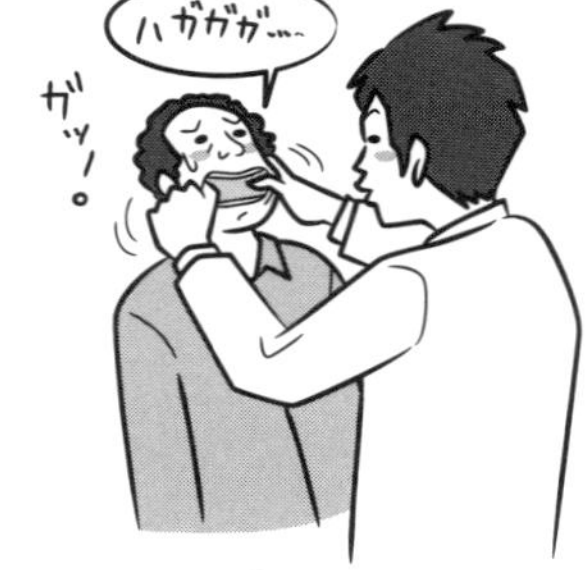

①喉をみる

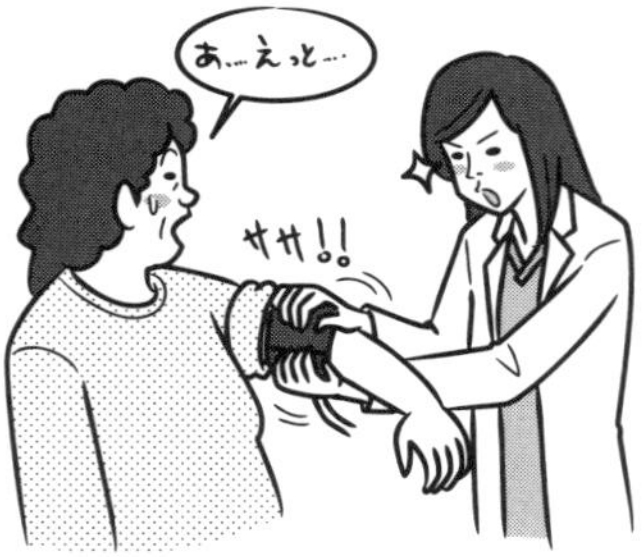

②血圧測定をする

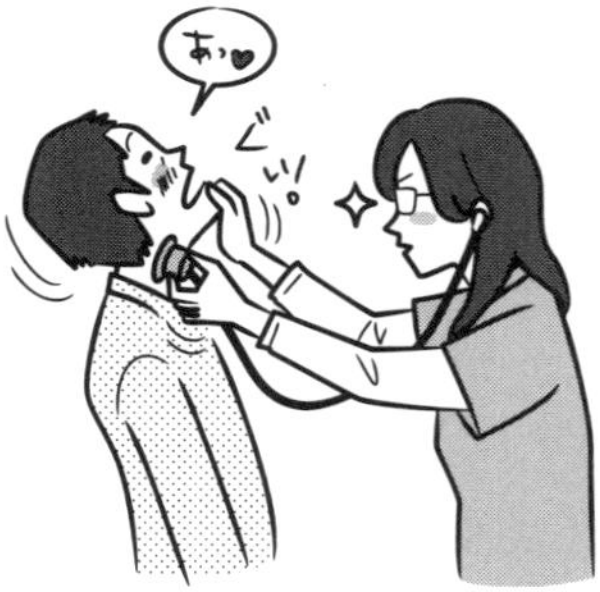

③聴診器を首に当てる

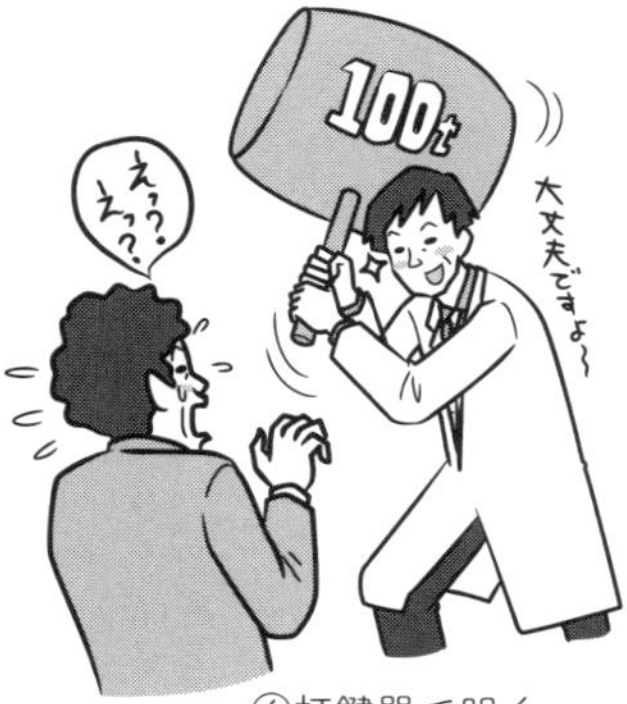

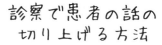

④打鍵器で叩く

話を、こちらが逸らす

時系列順に話してほしいのが医者の本音ですが、そうもいかない人がいます。それどころか話題のカテゴリごと、あっちこっち飛びまくることが多い方がいます。

そのようなときは、やはりまとめようとしてはダメです(うなぎ理論)。一つの方法として、「**こちらも混沌とする**」というものがあります(うなぎアプローチ)。

こちらの病歴聴取も、時系列・内容バラバラに行うのです。ここはこらえましょう。白い大きめのメモ書きを用意します。バラバラに聞いて聞き取ったものを、白紙にどんどん書いていくのです。手間は少しかかりますが、後からこちらでまとめてしまえばいいのです。

みなさんの頭脳ならこれくらい容易なはずです。そもそもいきなりきれいな「年表」など作れないです。

雑談を入れる？ 入れない？

診療に関係のない、世間話のようなものをしたほうがいいかどうか、です。これは**理想的にはしたほうがいい**。一番の理由は、また来てくれるからです。

嫌かもしれませんが、患者さんの多くが、医師の世間話に人間味のようなものを感じてくれます。正直、薄っぺらい内容でもいいのです。世間話をゼロから起こせない先生は、**即時ショートアンサー方式**を勧めます。

苦手な人ほど、あえて遮り気味に即答してみるのがポイントです。言ったことに即反応して、短答すればいいだけです。話を広げようとしなくてもいいです。なんなら、そのあと全く別の問診を再開してもいい。患者さんは、一瞬でも、自分の生活のことに触れてくれたことに好感を持ちます。それが後々効いてくるのです。ぜひやってみてください。

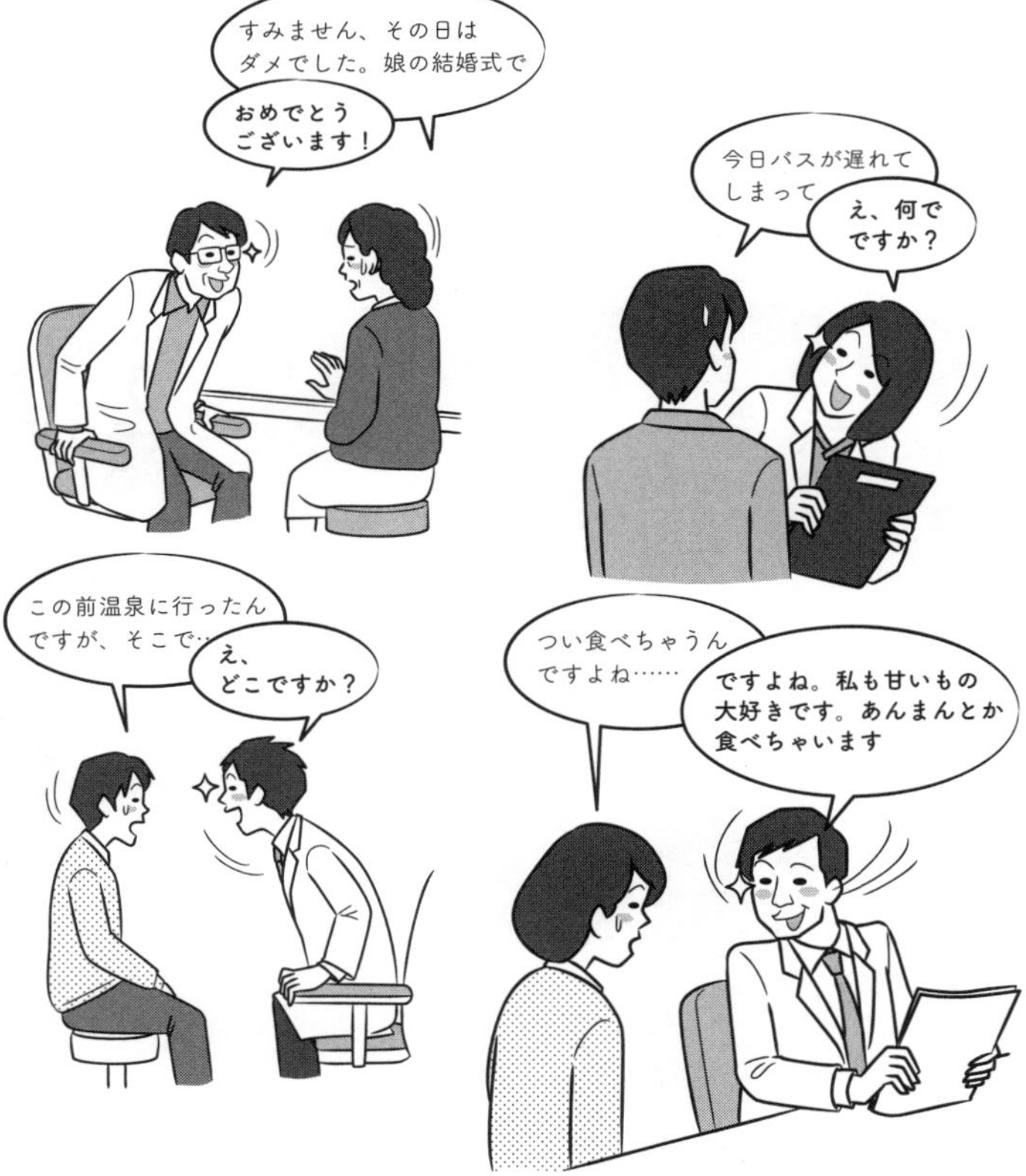
すみません、その日は
ダメでした。娘の結婚式で
おめでとう
ございます！
今日バスが遅れて
しまって
え、何で
ですか？
この前温泉に行ったん
ですが、そこで…
え、
どこですか？
つい食べちゃうん
ですよね……
ですよね。私も甘いもの
大好きです。あんまんとか
食べちゃいます

即時ショートアンサー方式

かぶせ気味に答えることがポイント！

⑫ 國松流・病歴聴取の技法 ～結～

▼締めに向かう

病歴聴取も、間に身体診察や処置を入れるにしても入れないにしても、いつかは終えねばなりません。ただの雑談トークにしないためにも、最後まで気が抜けません。

病歴聴取といえば、診療全体からすると冒頭あるいは序盤に行うものです。実は、病歴聴取を有意義にし、時間を無駄にしないためには**病歴聴取をしているときから、もう治療のことを考えているべき**なのです。

これを聞いて、うわぁ高度だなあ、意識高いなあと思いましたか。そうではありません。外来をさっさと終わらせたいだけです。外来診療におけるそもそもの目標を考えてみましょう。

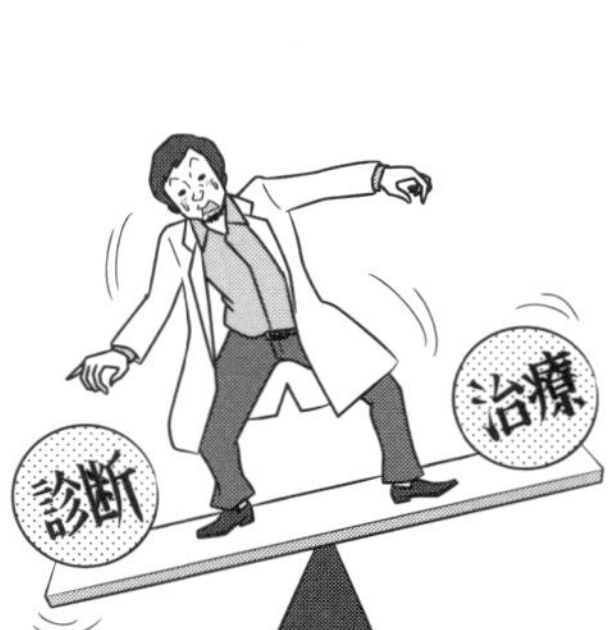

外来診療の目標

あらたまった言いかたをしましたが、診療の主役は治療です。したがって、外来で病歴聴取を行う目的は治療方針を決めることです。治療方針を決めるためには、診断がわかるか病態を掴むかする必要があります。そのためには、実施すべき検査あるいは身体診察を選定せねばならず、そのためには病歴をとる必要があります。

つまり、**病歴聴取と治療の実施まではひと続きである**ということです。これを「ふーん」「おおー」で終わらせてはいけません。感心している場合ではありません。私なりに言えば、**病歴聴取をしている段階からもう治療のことを考えられる**ということです。これは一つの意識改革になり得る話だと思っています。次のような発想はいかがでしょうか。

① 仮説を立てる
② 病歴聴取をはじめる
③ ②をしながら頭の中でどんな検査をしようか考える
④ ③をしながら頭の中で検査結果のことを考える
⑤ ④をしながら頭の中で診断のことを考える
⑥ ⑤をしながら頭の中でその治療のことを考える
⑦ その治療をする上で必要な情報も、②の一環として聴取する

こういう要領なのですが、きっと難しく感じてしまうでしょう。しかしこの中で一番難しいのは①であって（ちなみに①のしかた、よき方法論についてはまだ本書では明示していません）、それ以外は横並びでむしろ簡単です。それでもそれはすぐにできないと思うかもしれません。

しかしここで発想の転換なのです。病歴聴取が、洗練されてしかも短時間で終わるようにするには、**治療のことをなるべく早く考えるとよい**のです。治療のことを考えながら病

歴をとるようにすると、あら不思議。びっくりするくらいシュッと病歴が取れるようになり、そのおかげもあって短時間で診察が終わります。卑近な例をお示しします。

治療を先に考えて問診?

九十三歳女性、初診の患者さんです。日頃は宮川クリニックがかかりつけ。そこは今日は休診。問診票に「さむけ、ノドのいわかん、せき、痰、ハナ」と書いてあります。これは正直、風邪です。すくなくとも直腸診は不要でしょう。治療は、数日間はお薬を服用することが必要になることが予想されます。

診察室に呼んだら、まずはパッと見の印象をみます。「印象」は、診察の終わりに把握するものではありません。最初です。印象が悪ければレントゲンを撮ったり、入院を考慮したりするかもしれません。印象がよくても、もし認知症があったり、独居であったり、嚥下に問題がありそうであれば、薬をきちんと飲むことは難しいかもしれません。服薬を達成するためには、家族の同伴や見守りがあるか、認知機能の様子はどうか、日頃の食事は食べられているか、再診を指示したらまた来てくれるか、などの把握をしていくことになります。こういう事柄を聴取することと、風邪疑いとしてみていく問診を並行します。

そして「風邪」という仮説を同時に検証していきます。問診票に書かれた症状が、ちゃんと同時多発しているか。咳は長引いていないか。基礎疾患はあるか。胸部の聴診所見に異常はないだろうかということも気になってきますね。一方、**風邪という仮定のもとでもう治療についても考えます**。そうすると、熱や咽頭痛に何を出そうか、痰に何を出そうか、咳に出すとすれば何か、などを考えることになりますので、そのためには病歴聴取で確認するほかありません。

わかりにくいかもしれませんが、治療立案と病歴聴取を同時に両立する感覚を持ってみることをおすすめします。理解しようとするのではなく、まずはやってみてほしいのです。感覚で習得するものだとしか言えないものですから。

この後何をするか一つ決めるだけでいい

さて「鑑別診断を考えながら聞く」という行為は、はっきり言って難しい。病歴を聴く段階で、仮説も希薄なまま、疾患の可能性について脳内で検討することは非常に困難です。

私がしている、あるいは先ほどからお勧めしているのは、そうした「脳内ディスカッション」は難しいけれども、仮説から治療までを一気に想定することはできるので、病歴聴取では、その**仮説から治療までのことをわりと機械的に確かめるだけ**なのです。

このことが、うだうだとわかりにくいのであれば、サッパリとこう考えてください。

この後何をするか一つ決めるだけでいい

なんだかまるでどこかの書籍のタイトルみたいですね。まさにこう考えながら問診をとってみてください。その「決めたこと」を実際に行うために訊いておくべき事柄は、**決めたがゆえに間違いなく自然と聞く**ことになります。

たとえばこの後「胸に聴診器を当てよう」と決めたとします。すると、肺音の聴診において末梢気道の微かな気流制限を聴き逃さないために、アレルギー歴や既往歴、夜間の喘鳴の有無などを前もって問診しなければなりません。あるいは、心雑音の有無を聴き逃さないためには、心疾患の既往歴や夜間の呼吸困難の有無を前もって訊く必要があります。その上で聴診器を胸に当てるのです。

今は解説なのでちょっと回りくどいですが、今述べたことは実際にはすべて流れるように同時並行できます。なぜできるか。聴診を実行するために聞くべき事柄は、聴診をすると決めてしまっていさえすれば自然に出てくるものだからです。

今回はたとえのレベルが高く感じられたかもしれません。今はわからなくて結構です。ただ、この「決めてみる」という感覚と、決めた後の世界がちょっぴり、ですがはっきり変わる感覚。これを試しに感じてもらいたいなと願っています。

最難関の『仮説生成』をどうする

四項目にわたった「問診の技法」シリーズももうすぐ終わりです。テクニカルなことよりも、心掛けあるいは、ややもすれば精神論のような話だったと感じるかもしれません。

私としても、本当は「サルでもわかる」「寝ててもわかる」風なお手軽必勝法をサクッとお渡ししたかったのですが、できませんでした。病歴聴取は、私の中では、かえすがえす「アートと技術のあいだ」という印象が、今回結局拭い切れなかったのも事実です。自覚はしていますが、アート面、感覚、センスなどを文字で伝えるのは困難ですし、ハッとした「気づき体験」や自己啓発程度のことで体得するのもまた無理があります。

本項のはじめ、**外来診療の目標**の項で、「仮説を立てる」ことが飛び抜けて最難関だと言いました。言い換えると、差が出やすい部分だということです。実は、細々《こまごま》した鑑別疾患や鑑別のうんちく、知識量、身体診察の技量、などは、実質上は事後確率には大きくは寄与しません。不慣れな外来医が、知識も大きく伸ばさず（伸ばす努力もせず）、急に身体診察の技量を上げることなく事後確率を大きく上げるためには、何と言っても**仮説生成の質向上に挑むべき**だと思うのです。

初診外来で求められる、仮説生成の方法のようなもの、向上のためのトレーニング法などについては次項に譲りたいと思います。

▼能動的な病歴聴取

結果的にこの問診技法、四つの項目で意識されたのは「流れ」です。流れは作るものであり、しかもあまり頭を使わずとも作ることができると私は考えています。

患者さんへの問い掛けをはじめてから、いったん次のアクション（身体診察や検査、あるいは処方実施）に移るまで。ここを、ある程度作為的に、担当医によって流れを作るという感覚。この感覚が芽生え、そして流れを自分で作り出し制御できれば、実にスムーズで質高い病歴聴取になります。

そうです。ここでも出てくるのは「自分」です。この本を読めば「患者をどうにかする方法」を知る方法があっさりさっくり手に入ると思われたかもしれませんが、**患者さんをどうにかするのは無理**です。ただ自分は変えられます。そのためには少なくともイヤイヤ外来診療をやるのは辞めたいですよね。その気になれば感覚を変えられます。変えられると、新鮮な気持ちになります。新鮮な気持ちになると、対象に対して関心や余裕を持つことができるものです。

病歴聴取に、うんざりしないで

今回のシリーズを通しての懸念は、病歴聴取が不得手な人でもできるように手ほどきしたはずが不成功に終わり、それどころか「やっぱり鬱陶しいし、無理！」と離れてしまうことです。それは残念です。私に言わせれば、そう思われる先生は、まだまだ自分勝手になりきれていません。真面目です。ちゃんとやろうとしています。**自分のことだけを考えていてもなんとかなり、結果的に医師―患者の双方が得になる**のが臨床のよいところです。よいとされる臨床というものが、自己犠牲的である印象を持ってしまっている先生、特に若い医学生・医師のみなさんへ。自分を犠牲になんてしてはダメです。自己へ強くフォーカスし、自分にとって気分よくいるということをしていても、患者の役に立つというのが臨床ですよ。

CHAPTER 3

治療という
「施し」を考えよう

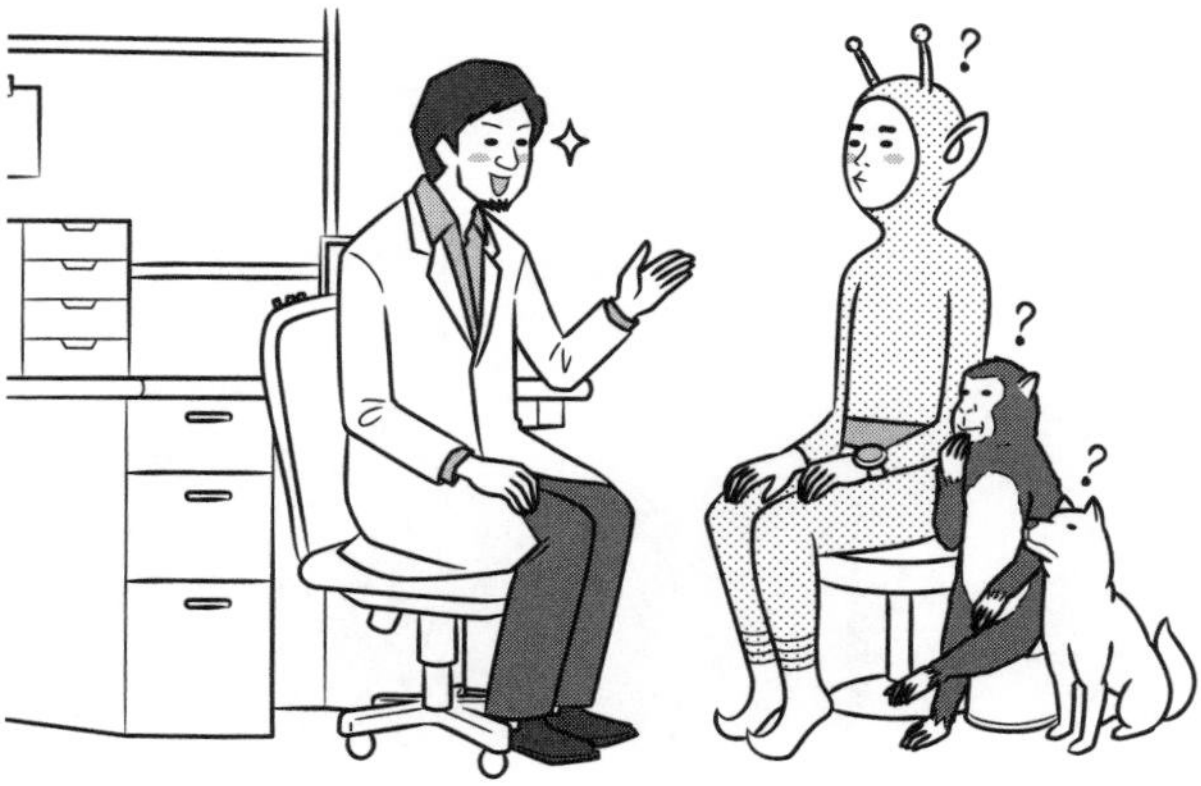

⑬ 仮説の立てかた

▼臨床推論のどこに問題があるのか

ここでは初診外来で求められる、仮説生成のしかたやその能力向上のためのトレーニング法について述べてみたいと思います。

こういうとき一番多い質問は、みなさんやはりさすがで、たいてい次のようなものです。

「最初にラフに賭けるようにして仮説を考えよ、と言いますが、そもそも出てきません。あるいは、何か出したとしても、まったくの見当はずれになってしまいます」

確かにそうですね。しかし、特にしっかり教わらなくても最初からできてしまう人いる

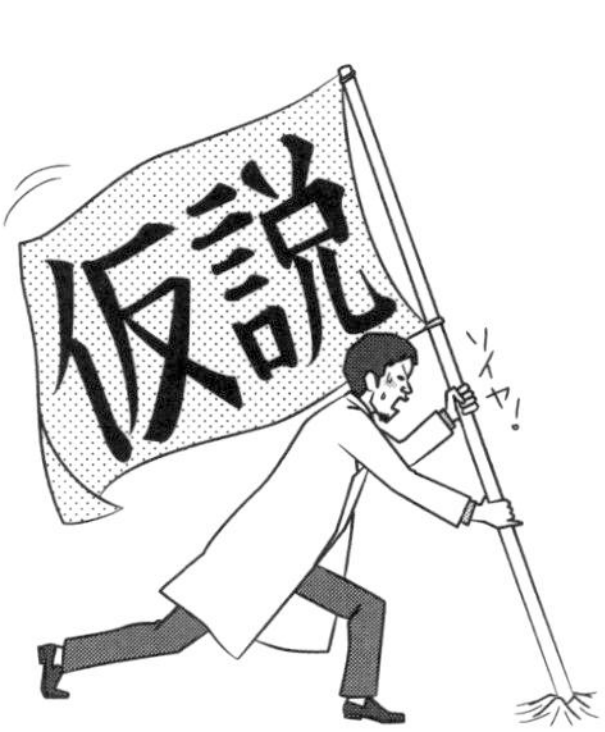

一方、トレーニングによってできるようになり、向上する人もいるのもまた確かです。実際に差がついているのは仮説生成のところですが、まずは臨床推論の問題点について考えてみます。当然私の考えです。

次頁の図を見てください。図の右下「仮説生成」から始まり、ぐるっと反時計回りに進めて、「確定診断」に至るプロセスを示したものです。この図は模範ではなく問題点を示したものです。

最大の問題点は、「確定診断」から「仮説生成」へ向かう部分に矢印・矢頭がなく、つまり寸断してしまっているということです。本来は他と同様に「仮説生成」に向かう矢印・矢頭があり、まさにぐるっと延々周回するイメージなのです。

次に指摘したい問題点は、現在の多くの臨床現場では図の右側、つまり「仮説生成」や「病歴聴取や身体診察」にあまりに労力が割かれていないことです。とはいえ昨今、病歴や身体所見にこだわろう・見直そうとの原点回帰の精神から、検査直前の行為には注目されるようになったと思います。検査をするにしても、その検査の「適応」については議論されるようになったような気もしています。ただし、私が圧倒的に不十分だと指摘したいのは、「仮説生成」に至るプロセスです。

臨床における推論の問題点

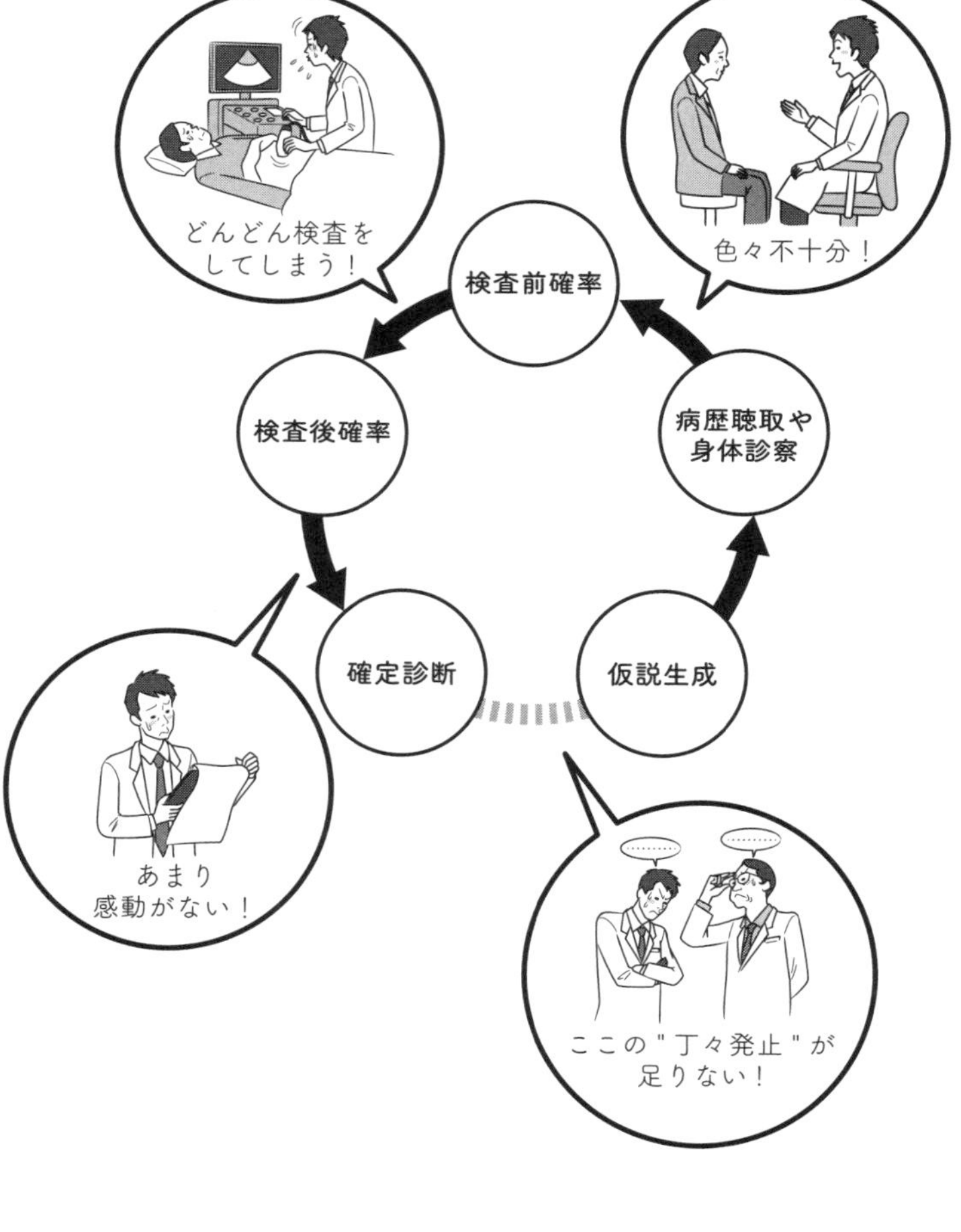

仮説の立てかたは教えられるか

またしても新書のタイトルのようなことを言ってしまいました。仮説の立てかたは教えられるのでしょうか。

仮説生成を錬成するために、まず単純には、**確定診断後の行動を変えるべきです**。確定診断したら治療、まあそれはそうですが、ここではその**確定診断に基づいたフィードバック**のことを指しています。右の図をもう一度見てください。確定診断後から仮説生成、このゾーンはみなさん、本当に弱いです。

診断がわかった後に、いえ、診断がわかった後にこそとりわけ嬉々として騒ぎ出すくらいでないといけません。

仮説を「検討」などと重苦しく考えてはいけません。仮説段階ではいわば「予想のレベル」で、皆で丁々発止の議論（というか言い合い）をするくらいでないといけないのです（※これら、理解を促すためのイメージ描写のため、若干は盛っております）。

検討というと、会議室でしかめ面して真剣に真面目に議論して、わかる人と年長者だけが意見を交わすようなイメージですが、予想というと皆でワイワイ、飲みながら楽しく言い合っている様子が浮かびます。

次に「仮説生成のトレーニング」として二つの方法論をお示しします。

仮説生成のトレーニング　その一

確定診断（つまり結果）を得たとき、誰が一番その結果に感動しますか？　わくわくドキドキ。これは間違いなく、検査をする前に、一体診断はなんだろうとたくさん予想して、これだ！　と思う**自分の仮説に賭けてみた人です**。そりゃそうです。逆に事前に無難な見積もりをした人、あるいは予想することを回避し、可能性のあるものすべてに賭けたような人は、事後に特には感動しないでしょう。

たとえば、とある競馬のレース、単勝（どの馬が一位になるかを当てる）で、出場馬全部の馬に賭けたなら、そりゃどれかの馬は一位になるわけですから、必ず当たりますね。おめでとうございます。ただし何の感動も生みません。ルーレットでも、赤と黒にそれぞれ置く、奇数・偶数のどちらも置く。まあいろいろな戦略があるのはわかりますが、「賭ける」

とか「賭す」とは程遠い行為です。

ちなみに当たらなくても同じです。この場合、感動ではなく「落胆」でしょうか。ただ、ギャンブラーたちは、この「落胆」をも楽しんでいるように見えます。では落胆を大きく感じるのはどんな人でしょうか。これもまた、**事前の予想に入れ込んでいた人**たちに違いありません。

この世に絶対はありませんが、未来だけは絶対にわかりません。そこでフィードバックです。**確定診断がどうなったということを知る機会をとにかく貪欲に持ちましょう**。たとえば次のようなものです。

- 病院の廊下や職員食堂などで行き合った時の、雑談で知る
「そういえばあの患者さん、どうなりましたか？」
- 紹介状の返事で知る
- ケースカンファレンス・症例検討会で知る
- 論文（一例報告）で知る

いずれもふむふむと入ってくると思います。それでは甘いです。これらすべて、裏返せばすべてフィードバックを阻害するものとなりえます。

つまり、他人から教わるという方法論は、裏を返せば受け身です。もっと能動的に知りにいかねばいけません。たとえば院内の患者さんならば、カルテ番号を控えておき、時期をみて記録を追跡するのです。紹介状の返事も、最初のご挨拶的なものしか来ていないのなら、紹介先へ電話を入れ、その後の情報を求めてみるべきです。

ケースカンファレンスも、形式美・テンプレ感はしっかりしているものの漫然と参加したのでは、(プレゼンター次第ではありますが) 鑑別疾患のうんちくや、診断エラーなる謎の心理学的反省、あるいは「Take Home Message なる刺さりもしない薄いご本人方の「未来に役立ちそうにない漠然としたスローガン」を得るだけになってしまいます。よっぽど Take Home Massage でも覚えて帰ったほうがいいくらいです。肩こりますからね。

症例報告は役に立ちますが、一般には舐められているというか「役立てよう」というつもりで読む医師は少ない気がします。せいぜい、珍しそうな症例にあたったときに、過去に類例があったどうかを探して読むだけのことが多いように見受けられます。せっかくですから、**診断推論の追体験**として使いましょう。仮説生成の経験になります。

仮説生成のトレーニング その二

もう一つは、反射神経を鍛えるようなやりかたです。スポーツでの技術習得に近く、体で覚える感覚です。名付けて、「フラッシュカード・トレーニング」です！（略してフラトレ）

まず、元カードを置きます。

不明熱？ 35 歳　男性

こんな感じです。これはサンプルですが（実際には何でもいいです）、「不明熱？」とは本当に不明熱かどうかを問題にしているのではなく、何となく不明熱の触れ込みで来たという意味です。熱で困って来た、検査したけれどいまいち熱源がわからない。何でもいいです（トレーニングだからです）。そして三十五歳男性です。さあ診断は？

こんな突拍子もない問いから入ってもよいでしょう。そして今からパパパとこのカードを出していきます。

不明熱？

35歳　男性　ウガンダ帰り

不明熱？

35歳　男性　肝障害　MSM

不明熱？

35歳　男性　肝障害

AML、地固め療法
1コース目施行後、
骨髄抑制期の発熱

こんな感じです。熱で来た若年男性に、突如「ウガンダ帰り」という情報が加わった瞬間、予想がギューンと変わるのを感じましたか？　私は感じました。そして瞬く間にまた別のカード。次は「肝障害 ＭＳＭ」。これも予想がバッとギューンと変わりましたね？　考えてはダメです。わかる人はわかるでよいのですが、わからない人も何だか可能性のある病気の方向性・クラスタが一気にバーンと変わる感覚を持てたらそれでオッケーです。あるいは急性白血病の治療で骨髄抑制が来ているときの熱！　これまた全然違う可能性群を考えねばいけませんね。

では次のカードに行ってみましょう。一気に行きます。

不明熱？

70 歳　女性　頭痛

不明熱？

70歳　女性　肝障害

不明熱？

70歳　女性　肝障害　入院中！

不明熱？

70歳　男性　睾丸痛

不明熱？

24 歳　男性　睾丸痛

いかがですか？　七十歳女性の不明熱が頭痛を伴う。巨細胞性動脈炎かな？　肥厚性硬膜炎からのANCA関連血管炎かな？　とか。次のカードで「頭痛」のところだけ急に「肝障害」になりました。これはいかがですか？　急に非特異的になりましたね。ある意味、予想が急に困難になりました。多分、そう思うのが正解です。次のカードで今度は「入院中」という情報が追加されました。これでどう予想が変わるでしょうか。もしかしたら、点滴抗菌薬投与中の薬剤熱かもしれません。薬剤性肝障害の合併ですね。

次のカードでは、年齢は七十歳のままですが男性になり、問題が睾丸痛になりました。これは難しいですか？　リンパ腫や結節性多発動脈炎かもと私は思いました。次のカードで、今度は年齢だけが二十四歳に変わりました。これだと精巣上体炎かもしれませんが、不明熱的だとするとどうでしょうか。私はアレかなという考えはありますが、あえてここは言わず、読者のみなさんに想像を膨らませていただきましょう。予想は楽しむものですから。

はい、これがフラトレです。最初に申し上げましたが、反射が重要です。もちろん一発でキメられなくて大丈夫です。スポーツ練習と一緒です。いろいろやって身につきます。

もちろん身につかないこともあるし、ゆっくり習得したり、あるとき急にできるようになったりすることもあります。仮説生成の錬成もこうした技術習得に近く、身体や反射を使った反復練習が適切です。というより、そうでなければいけません。スポーツや武道の向上が、会議室での検討や座学などだけで成し得たことはみたことがありません。

忙しい臨床医がわざわざカードを作るのは、難しいですね。スライドでやるとよいです。パパパとフラッシュ的に画面を変えて、頭に瞬間的に浮かぶかどうかだけを練習するとか、やりかたはいろいろ工夫できます。

最後に、こんなカードだのスライドだの「子どもだまし」に賛同できない先生は、医学雑誌や論文や症例報告などで見かけたテーマに対して、これは男性だけれど女性だったら何を考えるだろうとか、この症例でもしこの情報が変わったらどうなるだろう、と脳内で遊戯してみるとよいでしょう。

診断推論で最も大事なプロセス

いまさらですが、このフラトレの本質は、**条件やセッティングを素早く考える**という点です。これはきわめて実践的です。

入院中あるいは化学療法中といったセッティングのみならず、年齢や性別のような患者背景、渡航歴、性的指向などを把握するのです。そして今回は「不明熱？」という触れ込みと、それにプラスアルファ（＋α）の条件。要するに「発熱と何があるか？」を考え、その「アルファ」を加えると予想がどう変わるか、絞られるか。これを体感すれば、あまたの（必要だったかどうかも、もはやわからない）検査結果を前にアップセットすることは、いつの間になくなることでしょう。

診断推論で最も大事なプロセスは、**実は出発点で「条件」を把握することに帰結する**ということに気づけるはずだからです。

秘策？ 外来時短術

誰もが知りたがっているのは「いかに診察時間を短く終えるか」でしょう。ただこの令和の時代にあっても依然、いわゆる「三分間診察」問題は解決しておらず、患者さんにとってはまだまだ不満の残る部分です。また、この本が堂々と書店で売られていることから一般の方ひいては私が実際に診る患者さんも本書を読む可能性がきわめて高く、そういうわけで、あまり堂々高らかに「時短術」など言っていられないわけです。むしろ怒られるのでは、とビクビクしています。時短術はいいから「待ち時間短縮術」を、お前が示せと。

ただ、ここではそうではなく、やはり外来をされる医師向けに述べましょう。本編にこれを項目立てしなかったという私の良心を賞賛していただきたいです。

とはいえ「話の切り方」などは、「11 國松流・病歴聴取の技法 ～転～」の項目ですでに堂々と述べ切ってしまっていますね。話の勢いが止まらない人は一定数いて、そこで述べたことは時短にもかなり有効だと思います。病的、つまりmanic state（躁状態）のような方もいるでしょうが、何というかきっと気持ちが溢れちゃうんでしょうね。患者さんも、診察時間をそうは長くとれないことは知っているでしょうから、呼ばれるまで待たされたわけですし、少しでも多くのことを伝えなきゃという想いが先行するのだと思います。そういう患者さんに対しては、まずはがっつりとその「あふれんばかりの水が入ったピッチャー」を全部ドバーッとこぼさせてあげましょう。そして患者さんに気づかせるのです。ハッと我に返させるのです。「あれ……こんなあたり一面びしょびしょ……」と。

こうなったらあとは簡単です。自分でびしょびしょにしたと気づいたのですから、後は収拾するだけ。わりとたたみかけるのは早いです。しかも言いたいことはもうこぼし切っています。

この例は極端かもしれませんが、中間を取ってまとめると、①まずは「急がば回れ」で話させ、②優先順位を把握し、③適宜話を切り、④続きは「また今度〜」とします。常に優先順位が高いものから取り組み、保留（流すともいう）した事柄もいつか回収します。カルテにもこの辺りの「重み付け」に関することを書いておくとよいでしょう。あまりに放置すると流されたと思われますから、たまに少し拾ってあげることが重要です。そのためのメモだと思ってください。

そのほかの時短の方策としては、とにかく無駄を省く努力を惜しまないことです。これはとてもストイックな話です。方策というより姿勢になるかもしれません。外来診療におけるすべての動作やプロセスを疑い、省けないか、早められないかを考えていくのです。

たとえほんのわずかでも短縮しておくべきです。一人につき三十秒縮められたら、三十人みたら十五分の短縮です。十五分あれば、患者さんをもう一人診ることができますし、あるいは話をよく聞く必要がある患者さんにその時間を使うことができます。

そして元も子もない話ですが一番時間の短縮効果が高いのは判断のスピードを早めることです。早めるというより、ショートカットのイメージです。疾患想起、仮説立案・検証、検査指示、説明という流れを軸に、このいずれのタイミングでも、あるいは常に並行して「処方」を考えつつ、全プロセスの中に大幅に短絡できるところはないかをいつも考えます。大胆に省略しても、患者が安全であればとりあえずの時短にはなります。自分なりの「臨床思考のショートカットキー」を使えるように用意しておきましょう。

無理だ～、とか大変だと感じましたか。おれたちはこれで飯を食っているわけですから（元プロ野球選手・落合博満さん風）、専門職のプライドにかけて、たまにはそういうことも考えておくとよいです。

さきほど、私はとりあえずの時短といいました。重要なことは、その「とりあえず」です。とりあえず進んだことで開ける視界があるはずです。進んだことで見えるようになった事柄を確認し、それを元にまた考え、動く。こういう「とりあえず」の用法について、意識的になりましょう。少し、時短術とは離れましたね。

⑭ 検査という道具の使いかた

外来診療における検査という道具

ちょうど前項で、臨床推論の話をしていました。検査前確率などと言って、ついしたり顔をしてしまいましたが、次はまさにその「検査」のお話です。

正論を言ってしまうと、**検査とは検査後確率を変えるものである**という言いかたで終わるかもしれません。しかし果たして本当にそれだけでしょうか？

私自身の診療では、検査を独特なかたちで使っていると思います。中には、ちょっと妙な、あるいは正直適正といえない適応で実施してしまっているかもしれません。とまあ、この辺りいろいろな話題があるのですが、**「検査を行う」ということには特別な意味合いを込められる**と思っています。

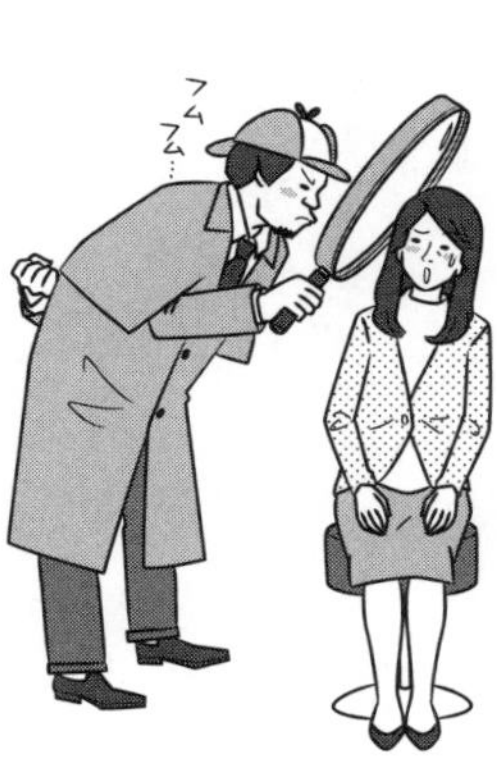

「検査」の効能

検査の意義。もちろん私がこの話題をするのですから、そろそろそんなに真面目な話ではないことは察してもらえると思います。

外来診療で、初診日にそれほど検査の話題が出るかは別として、初診で来た患者さんに、一連の診療のなかで何らかの検査をすることはあるでしょう。ここでは、検査を「検査後確率をどう変化させるか」という代物として扱うのではなく、一種の「効能」としてどうかという視点で考えます。察しのよい方はお気づきかもしれません。「効能」という言葉は、治療に関連する用語だということを。

そうです。**検査は治療**なのです。

「検査」は患者さんとの距離を適正化するための道具

「4 患者との適切な距離感をいつも考える」では、患者さんとの距離感について話しました。向き合ってはダメだという話もしました。

結論から言うと、**「検査」は患者さんとの距離を適正化するための道具**です。ここでは「検査」の内訳はあえて考えずに、「検査」自体の効能について、やや総論的に述べます。

患者さんとの距離を適正化するためには、相手（医者から見た患者、患者さんから見た医者）を見ているだけではダメです。そんなことをしていては、適度な距離をキープできません。これは、患者さんの立場でも当てはまることです。**距離をうまく取るには、相手を見るのではなく、相手と共通なものを一緒に眺めるのが一番よい**のです。すると、相手を見たり、距離を合わせようとしたりすることなく、結果的に無意識に距離が整ってきます。この時の「相手と共通なもの」というのがまさに検査ということになります。

少しの間、患者さんと私たちの間に、何かに割って入ってもらいます。その「何か」の要件とは、まず人間でないほうがいい。そして、曖昧ではなく客観的なもののほうがいいです。できればそれは、患者さんにもわかるものがよいですね。わかるというのは、数値化であったり可視化できるものですが、とにかく人ではないものに間に入ってもらうことが特に重要です。本書の文脈なら、その「何か」とは検査やその結果情報が一番適任ではないでしょうか。

医師と患者が適度な距離を保つために

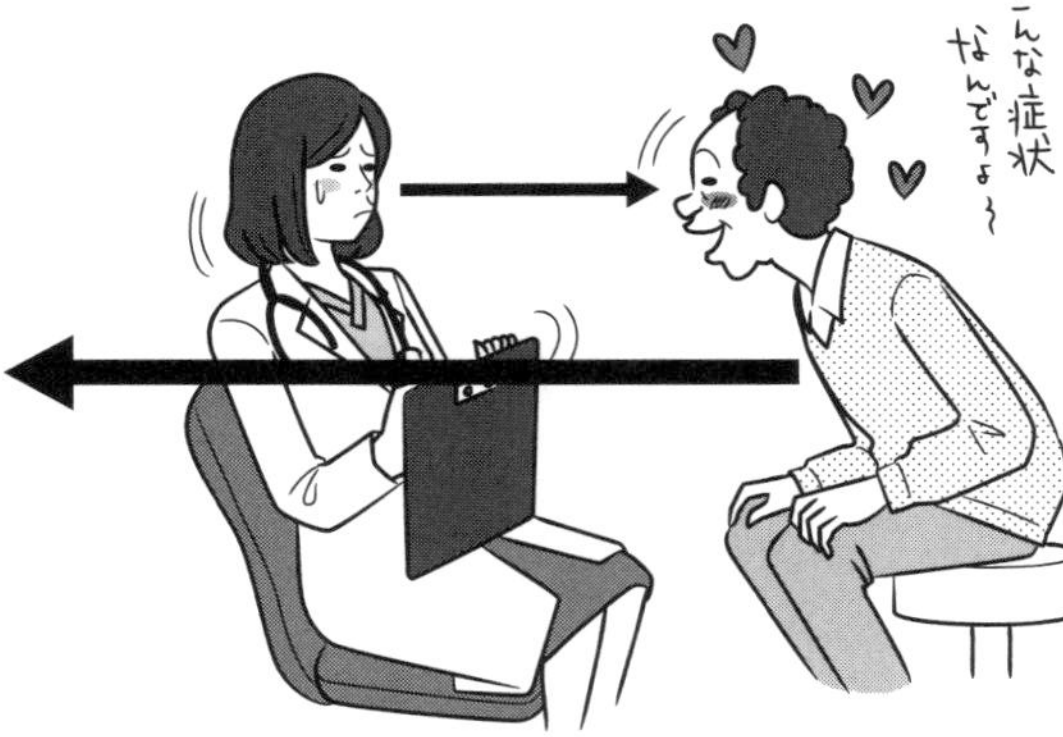

2人で同じものをみることで、結果的に、
無意識に、距離感が整う！

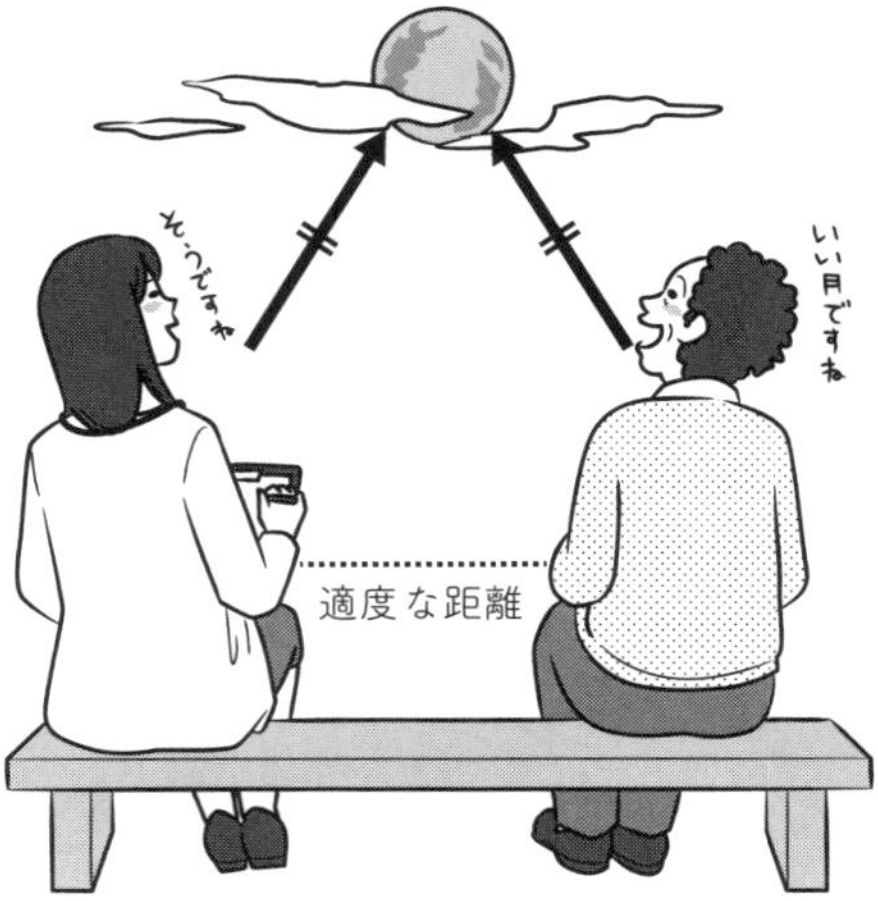

すごく単純化すると、**検査をすることで、対面だけの「人と人とのやりとり」から一瞬でも解放されるので、対話だけでは近すぎたり遠すぎたりしてしまって失敗した「距離感合わせ」について再調整できるチャンスが生まれる**のです。

検査の効能の正体

検査をすると、患者さんとの距離感が整い、コミュニケーションの衝突や不全を防ぐことにつながる、というところまではなんとなくおわかりでしょうか。では、なぜそうなるのでしょうか。

この理由は、あまり難しい話ではありません。私の考えではたぶん、距離感が程よいと「ほっとする」んでしょうね。ただ、この「ほっとする」を舐めてはいけません。ほっとするは、もう一つの効能です。たまに「あの先生のところへ行くだけで、なんだかよくなっちゃいます」という患者さんがいますが、あれは本当なのです。熟達者の外来診療は、もうそれだけで治療効果があるのだと思います。

生半可なことを言うと怒られそうなのでこれくらいにしますが、漢方診療の熟達者の診療も、同様の構図なのだろうと私は察しています。正直言って、漢方薬そのものに強力な作用はないと思います。なので、下手な人が出した漢方は効かず、専門家が出した漢方は効いたりするのです。たとえば同じ方剤の漢方薬を出しているのに、うまくいく医師とうまくいかない医師があるのは、そういうことだと思いますが、要するに面談自体に治療効果があり、そして処方する際の目的や方針の説明内容や仕方が、熟達者では全然違うのでしょう。

漢方治療の話はあくまで例で、いきなりそのレベルを目指せというものではありません。面談の質向上は「また来たくなる外来」にするための一つの手段にすぎません。が、これまで述べたように「検査」は患者さんとの距離感を適正化し、コミュニケーション上のマイナスを防ぎ、そして患者さんにほっとしてもらう効果があるかもしれない、というわけです。実は、外来診療において「検査」を適時入れていくことは成功のための簡単な方法だと思っています。

▼「身体診察」の効能

身体診察を「検査」ととらえる

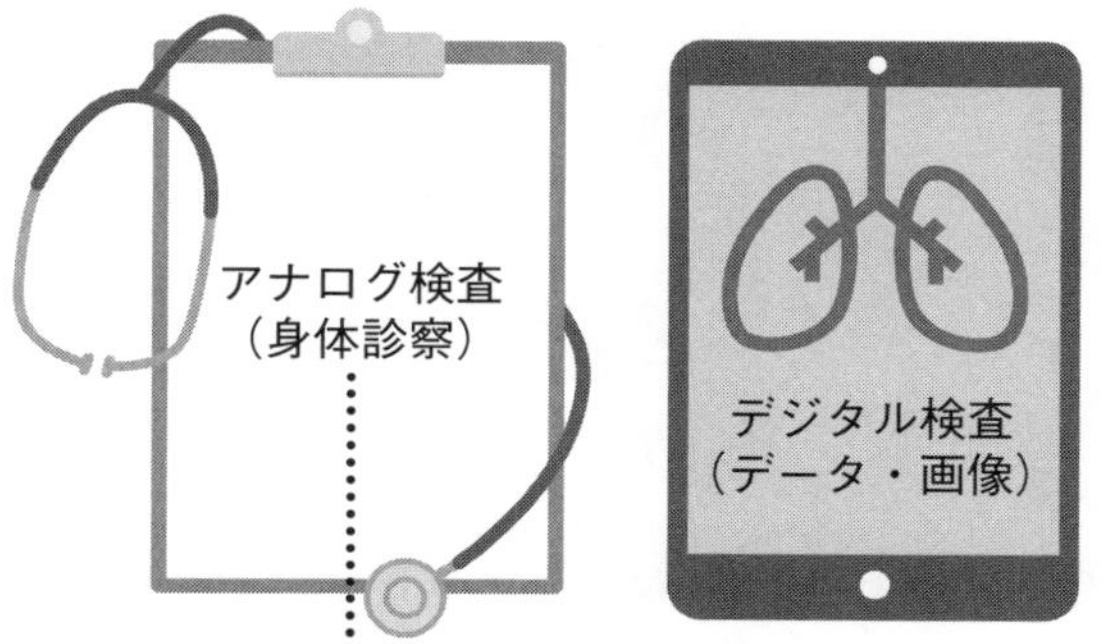

「おいおい、今は検査の話だろう。なぜ身体診察？」と思われたかもしれません。無理もありません。普通はそう考えますね。ただし、私の考えは異なります。**身体診察を一つの「検査」と捉えている**のです。

「検査」とは普通、血液検査結果などの数値、あるいは画像検査などの画像データを確認する、いわばデジタル検査です。私は身体診察を「アナログ検査」と呼んでいます。

身体診察を検査と捉えた場合、その身体診察は、デジタル検査にはない特性があります。まず一つは、検査（身体診察のこと）の結果がその場ですぐわかります。そりゃそうです。自分自身で診察しているんですから。

あと一つは、そうした「早さ」を活かして、その検査（身体診察のこと）の結果を基に、即座にまた病歴聴取に戻れるという点です。

いま、病歴聴取で気になったところを身体診察で確かめ、その結果を基にまた病歴聴取に戻る、と述べました。これは、取りようによっては「単に行ったり来たりするだけ」になってしまいます。しかし実際にはそうではありません。

左の図を見てください。上の図は漫然と見ると確かに（左右に）行ったり来たりです。しかしこれを上空から見ると、実際には前に進んでいるのです（図下）。前というのは当然、確定診断です。若干具体性がなく飛躍したように思えるかもしれませんが、これが「身体診察の効能」の本質です。

「検査はそれだけで治療効果がある」とすでに述べましたが、前項では「身体診察は検査である」とも述べました。つまり、**身体診察にも治療効果がある**のです。

治療としての検査、検査としての身体診察

身体診察は本当にメリットが大きいです。病歴聴取一本道で診断がわかってしまうとき

病歴聴取と身体診察は行ったり来たり・・・・・・

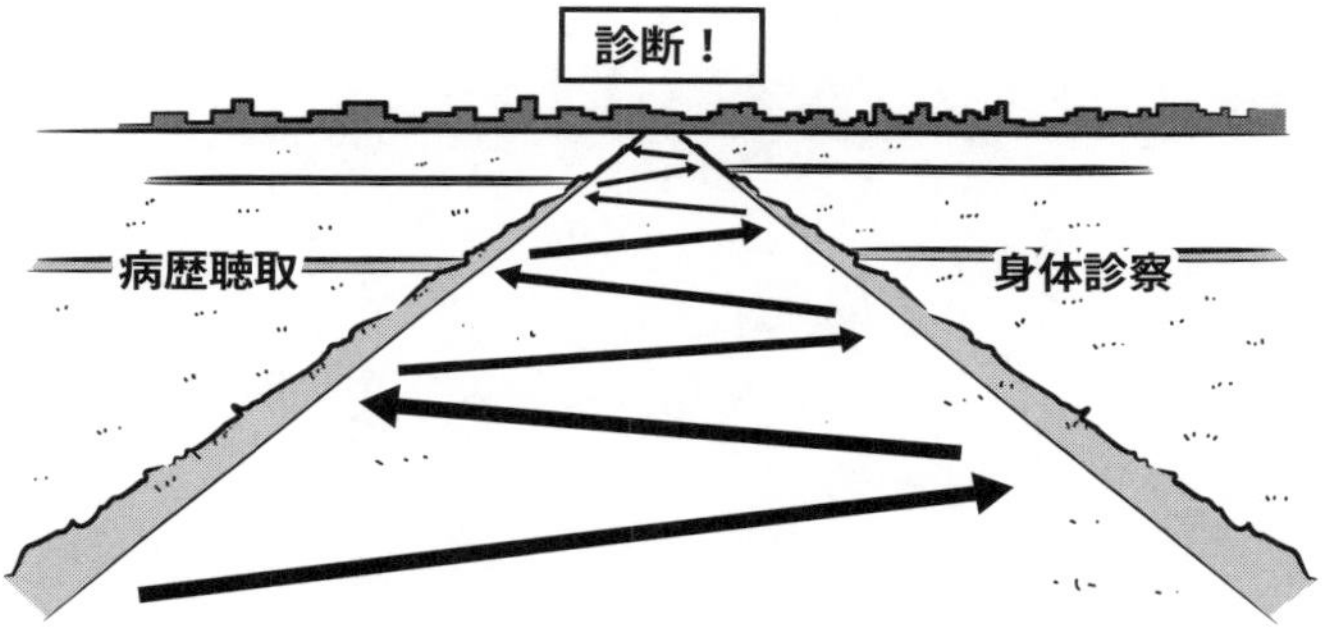

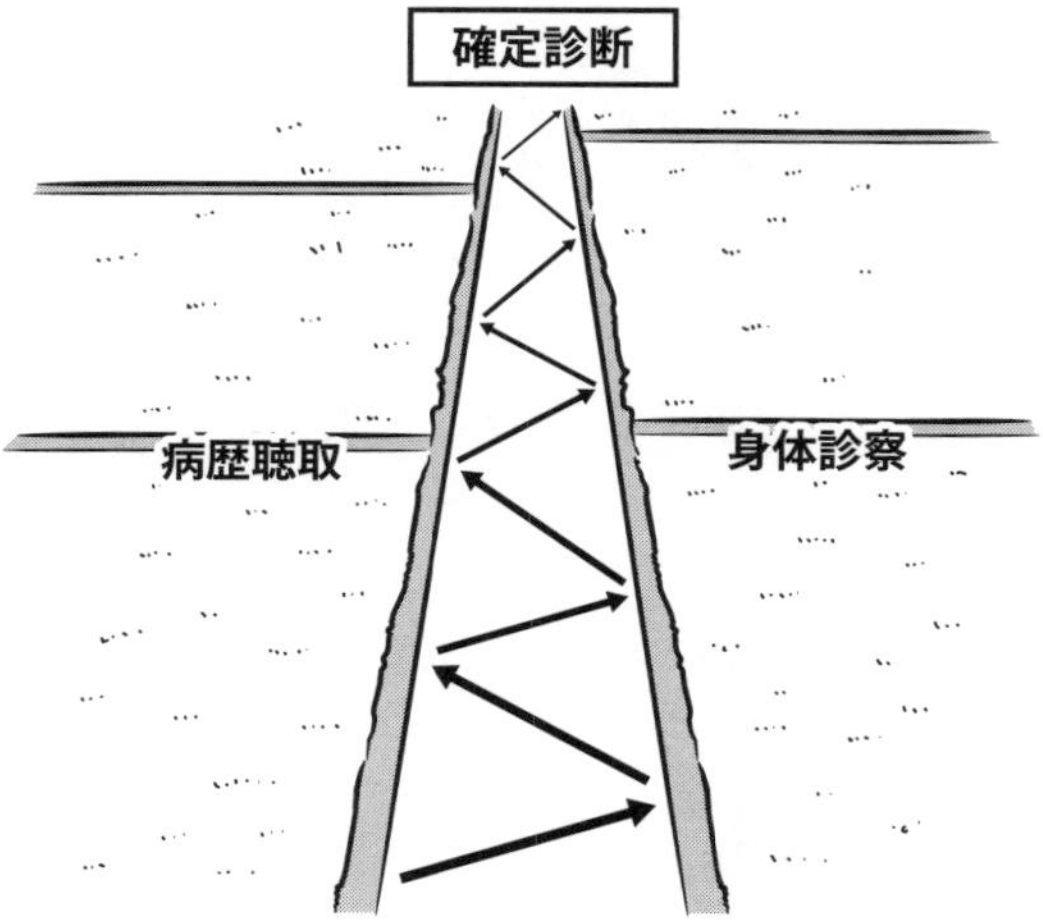

俯瞰して全体をみると診断へと進んでいる！

には相対的に意義は薄いですが、診断や治療、診療の進めかたがよくわからないときの身体診察は、実に効果的です。

その理由の一番は、私は何と言っても「いったん会話をしなくて済む」ことに尽きると思います。いいですよ、Ⅲ音を聴こうとしても。いいですよ、ヤギ音を聴こうとしても。技術を磨き、丹念に所見を取ろうとする。それを否定するつもりは全くありません。しかし、誰も言葉にしませんが、身体診察をしている最中は誰の邪魔も入りません。これこそが一番のメリットだと思いませんか。たとえば聴診はある程度の静寂が必要で、まさにその場にいる人たち全員が黙っていてもらう必要があります。患者の付き添い者でもです。この静寂こそが、我々がほしかったものです。

さらに、誤解を恐れずに言えば、**身体診察は医師にしかできない神聖なもの**です。よって、医師が身体診察をしている時間と空間は神聖な領域ともいえるのです。身体診察だけは、医者にしかできない行為で、患者さんが受診して来る究極の意味は**診察を受けること**であり、医者としても患者さんに外来に来てもらう唯一の意義は、**身体診察をするという「施し」をする**ことにあります。

大して長くもなく、複雑でもない身体診察のあの一瞬のために、医師は技術を磨くといっても過言ではありません。一閃するイメージです。患者に黙ってもらい、技術を持った者としてその場に君臨し、信頼と治療効果を同時に得るのです。

医師のみなさん、身体診察を過小評価しすぎです。ものすごい効果があります。画像検査などは検査室でやって結果を端末で閲覧するだけですが、身体診察はライブです。迫力が違います。この瞬間を逃させるわけにはいきません。正直、外来診療に不慣れ・不得意な先生ほど、身体診察はメリットしかないと思います（熟達者は、病歴聴取と会話でほぼ空気を掌握でき、治療まで展開できるので、あくまで相対的に身体診察の重要性は低くなります）。

いざ、検査室に行ってもらう

さて実際に検査に行ってもらうときです。検査を実施し、結果がわかり、説明する。このプロセスの随所に、一度ならず「治療」の機会があります。

まず検査に行く前に、検査結果を予想して、それを患者に告げます。そうすると、方針を伝えることになります。たとえば、

「結果がAだったら○○しますが、結果がBだったら△△しましょう。多分Bです。そうだとよいですね！」

と送り出します。

そして、検査結果がBだったとしましょう。するとまさに担当医の予想通りです。患者さんもきっとほっとします。担当医の見立てが正しかったわけですから。**正しく見立てられた先生に診てもらっているというその構図がもうほっとしてしまう**わけです。

かたや、もし結果がAだったとしましょう。それでも大丈夫です。なぜなら、すでに「○○します」と告げているからです。「○○」これはプランの内容ですが、これを事前に伝えているということが大きいのです。「○○」のことを、検査結果がわかった後にはじめて聞いたのだとしたら、おそらく患者さんは戸惑います。ちょっとの差に思えるかもしれませんが、実際にこれは大きな差です。患者さんは、それほどまでに「想定外のこと」に揺さぶられるものなのです。

豊富な選択肢の一つとしての検査

症状や問題が解決すれば、検査なんて要らない。かなり極論ですが、当たっていなくもありません。しかし実際にはそうはうまくいきません。患者さんをほっとさせるのは、本当に難しいものなのです。

また急に強引な話になりますが、「不安」という状態の本質は「選択肢が少ない」とところに行き着きます。選択肢が少ないと不安ですし、不安な状態ではたくさん選択肢が挙げられません。患者さんはそれが一人ではできないから、わざわざ医療機関に来るのです。プロである私たちの意見と施しを求めて。

私たちは、患者さんに複数の選択肢があることを教え、それを提案し、結果や予後はともかく、その患者さんに合わせた一定レベルの「ほっとした」を確保せねばなりません。検査をすることがかえって混乱を生むと思えば、検査をしないことを提案しなくてはいけません。

ここはとても重要です。はっきり宣言しておきますが、私は検査至上主義者ではありりません。検査をしないという決断をし、その理由を説明できることもまた、検査（とその周辺）に含めています。検査をしないということも選択肢に挙げて、検査を提案するのです。

15 いつも心に「施し」を

診療の主役は治療

はじめに述べますと、ここでは前項で少しだけ触れた「施し」について、補足的そして発展的に述べます。前項では「身体診察という施し」という言い回しでした。

診療の主役は治療です。私のこの考えは何年も変わっていません。

なまじ、私が総合内科・総合診療という界隈に結果的に身を置いているということもありますが、最近、診断の重要性の回帰、あるいは「診断優先のような美徳が勢威を振るうかのような傾向」すらみられます。ここまでいかなくても、重要性は「診断＝治療」であり、両者は等価だという考えは根強くあります。適切な診断があってはじめて正しい治療が決められる。これが当然であると受け入れられるスローガンが、医療現場にはあります。

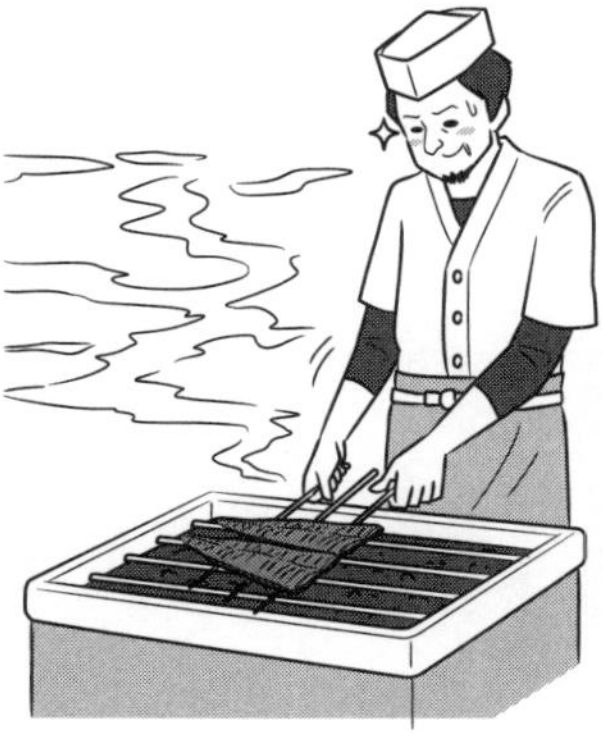

私は、これはドグマだと考えています。

▼「適切な診断があってはじめて正しい治療が決められる」は正しいか

たとえばほとんどの悪性腫瘍の治療は、その治療内容の決定にあたり、定められた手順を遂行します（ステージングなど）。悪性腫瘍自体の診断は組織診が必要で、曖昧にはできません。悪性腫瘍の診療では「適切な診断があってはじめて正しい治療が決められる」は、確かに（ドグマではなく）その通りかもしれません（ただし、臨床医が組織所見を確認して、手順を遂行するということは、診断が重要といってもあまり誇るべき頭脳作業ではないと私は思いますが）。

「適切な診断があってはじめて正しい治療が決められる」が、教条的であると考える一番決定的な理由は「はじめて」という箇所です。この文全体が日本語構文の一型になっていますが、言い換えると「適切な診断がなければ正しい治療が決められない」になるわけです。受験の英語試験を思い出しますね。

正しい治療について、その決定は100パーセント、診断に依っているのでしょうか。そんなことはないと私は思います。そして、おそらく臨床医のほとんどがそのことに賛同してくれると思うのです。にもかかわらず、その100パーセントに満たない部分が、どんなことかをうまく説明できないのです。この論理ですが、非常に興味深いと思いませんか。診断に基づかない部分があることは認めつつもそれが何かはわからない。感性？勘？　第六感？　gut feeling?　思念？　やはりわかりませんが、不思議ですね。

正しく、きっちりした診断はあったほうにいいに決まっています。でも、それがなければ治療できないと決めてしまう。診断がつくまで治療しない。これらの考えは（本人は正しいと思っていても）適切な診療を妨げています。

診断の一部は仮説に基づいている

「適切な診断があってはじめて正しい治療が決められる」が、教条的であると考える理由の別解が、この「適切な診断」という前提が、実臨床では揺らぎがちだという点です。これもある意味当然で、だからこそみんな、確定診断にこだわるのです。前提が揺らぐ、診断が揺らぐ、だから困る……。そうです、ここで当然思い出されるのが「うなぎ理論」です。

うなぎの掴みどりは、うなぎがすり抜けることを前提にしている

うなぎは特に移動力が高いわけではありません。そんなうなぎは、どうやって外敵から逃れているのでしょうか。私たちがうなぎを掴もうとするとき（「どんな状況だよ」というツッコミは無しにして）、最初の一掴み（first grasp）は容易にできます。しかし問題は掴んだ後。です。うなぎは体表に粘液があり、**しっかり強く握ろうとすればするほどすり抜けて逃げていく**からです。

実はうなぎの掴みかたには必勝法的な握りかたがあるのですが、それを使わない場合は工夫やコツが必要です。

この一連の画《え》を想像すると、かなり動きのある忙しい様子が思い浮かびますね。うなぎの捕獲には、このように特殊なアプローチが必要になります。

そして何よりわかってほしいのは、捕獲プロセス全体を振り返ってみれば、もはや最初の一掴み（first grasp）など一瞬で終わって過ぎ去っているということです。まあ、手はじめにちょっと掴んだだけ。しかも強く握りすぎず、です。

これがうなぎアプローチだ！

強く掴もうとすればするほどうなぎはすり抜ける

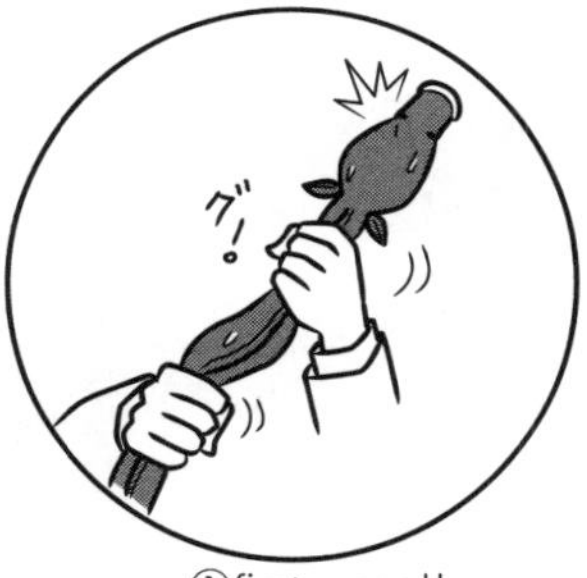

①first grasp!!

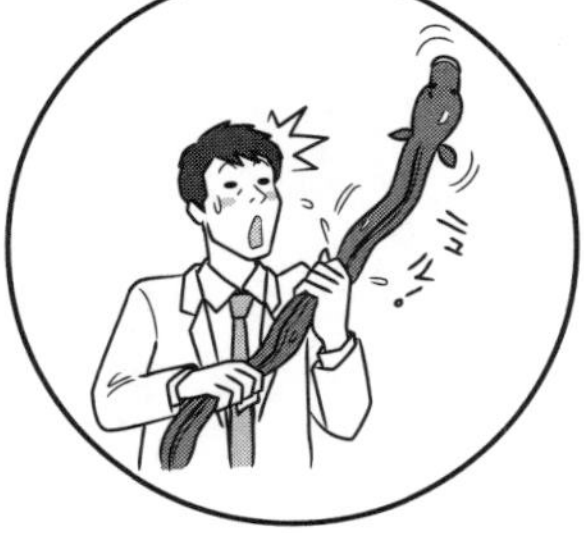

②頭側前方にすり抜け
ようとするうなぎ

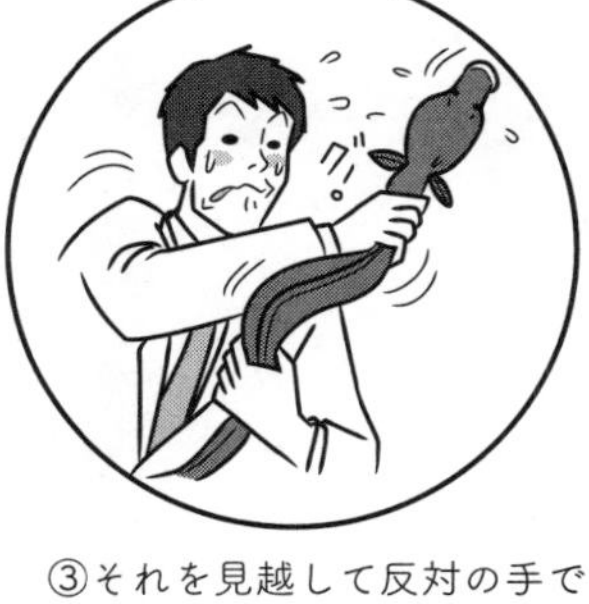

③それを見越して反対の手で
また掴む（second grasp!! ）

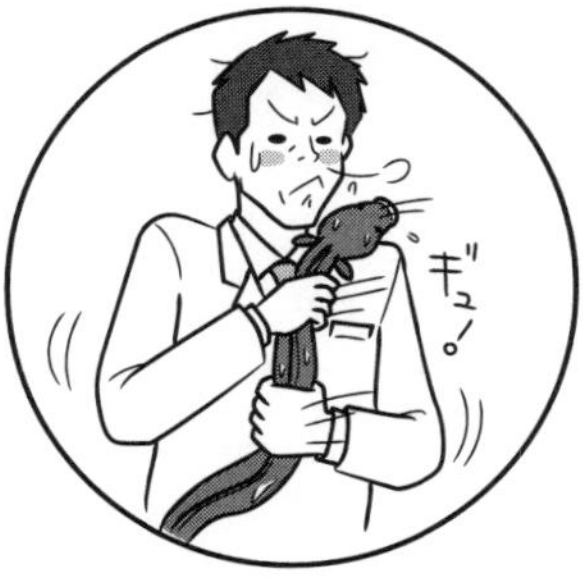

④さらに身体もうなぎに
近づけることで安定する！

UNAGI GRIP !

強く握ったほうがすり抜けていくなんて、とても素晴らしい生き物だと思いませんか？
うなぎ流石！

診断にこだわりすぎてはダメ

診断にこだわりすぎると、「適切な診断があってはじめて正しい治療が決められる」のドグマから抜けられません。私は診療の主役は治療だと思っています。本書では、診断は治療の前提となるものという原理主義からは解放されるべきであるという立場をとります。ただ、このままでは下手なディベートゲームのレベルで膠着してしまいます。私が診断よりも治療を重視するのは、**治療は「施し」だが、診断は「施し」ではない**という独自の理由からです。

「施し」とは

結論から言えば、「また来たくなる外来」にするためには「施し」を与えなければなりません。そのためには、何が「施し」になるかを知る必要があります。

治療は施しです。そもそも医師の行為全般は施しになります。しかし「診断のための思考」は施しではありません。ただ自分で考えているだけです。「〇〇（疾患）を否定する」も施しではなく、「他医を紹介する」「他科にコンサルトする」も施しではありません。**検査は、実施すること自体は施し**になりますが、検査結果を伝えることは施しではありません。混乱してきましたか？ 実は簡便な方法があって、**「実施する」という語を付けてみて意味が通れば「施し」**です。「検査を実施する」とは言いますが、「結果説明を実施する」とは言いませんね。

「診断を実施する」とは言いませんから、実は診断は施しではありません。鑑別疾患を挙げることを「実施する」とは言いません。また「國松先生への相談を実施する」とは言いませんから、「國松先生へ相談すること」は施しではありません。わかりましたか？

当然ですが「薬剤の処方」は施しです。処方を実施する。はい、通じますね。点滴や創部洗浄などの処置ももちろん施しです。

風邪やインフルエンザの診療では、診断はするけれど、対症療法しかなく症状も軽いので、と薬剤を処方しない医師がいます。実はこの診療、全く「施し」がありません。嘔吐・

下痢がひどいから点滴をしてほしいと患者に言われて、飲水はできるからと点滴を拒否する……「いえ、不要です」と諭す医師がいますが、これにも「施し」がありません。施しがないと、また来てくれません。真理を追究する病院ならその対応でいいですが、クリニックなどは死活問題でしょう。

最近では大学病院や公立病院などでも採算性が求められています。診療の現場で、「点滴の適応の有無やエビデンス」「無駄な医療行為の経済的問題」「不要な医療行為が人的リソースを浪費」などという大テーマを振りかざし、そのテーマを議論しに来たのではない患者さんに対して「謎の説諭的議論」をふっかけて一方的に言い放ち、**「施し」を控える医師**がいます。

ちなみに「入院」に関することは施しではありません。「入院を実施する」「入院診療の実施」……合いませんね。でも外来で点滴や処置をすることは施しなのです。病院は宿泊施設ではないですし、入院の適応は厳密に考えてよいですが（個人的には厳しくしています）、私としては外来診療では「施し」をしてあげたほうがいいと思います。

いつも心に「施し」を

ここでは医者が何らかの行為をすれば大概それは施しであり、治療にもなるというロジックについてお話しました。「施し」なんて、医療は宗教じゃねえぞ。施しという言葉が嫌だ。……まあそういう意見もあるかと思います。

本項の趣意はそういう意見を期待していたものではありません。忙しくて考える暇も手間をかけられない外来診療にあって、あまり考えず、しかも円滑に事が進んで回転までよくなり、患者のアウトカムもよくなる一つの提案をしました。しかもその方法は「施し」をしようと言っているだけです。そして、その「施し」は、身体診察だったり、検査を考えてあげたり、よくなりたいと希望する患者に少しでもよくなるかもしれない治療を実施してあげること。ただこれだけです。全然難しくありません。

患者さんは、我々の、かっこいいスナップショット診断も、診断を間違えた反省も、鑑別疾患をたくさん言えることも、日本の医療問題の議論も、診察室では特に要らないのです。ほしいのは「施し」なのです。

⑯ 対症療法をしよう【準備編】

対症療法、してますか?

外来といえば、処方箋ですね。紙の処方箋、手書きの記載。これは私だけのイメージでしょうか。それはそれとして、外来診療の花形は「お薬の処方」です。処方の内容の決めかたに私は多分こだわりがありますし、みなさんにもあると思います。何より自分の決めた処方で患者さんがよくなったら嬉しいですよね。この過程で、見立てとプランが緻密であればあるほど、そしてそれが当たれば当たるほど、外来診療が面白くなっていきます。面白くなればなるほど、もっとそれらに磨きをかけ、工夫を加え、何よりその様子に患者さんも喜びます。

ここが**外来診療の醍醐味**ですが、まずはそれを味わうための初歩の初歩から解説します。

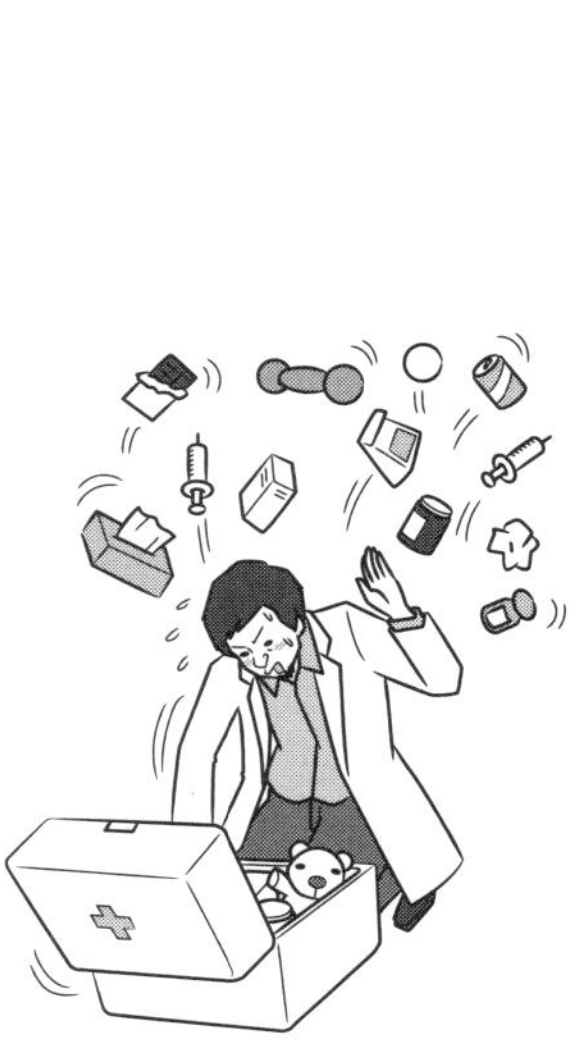

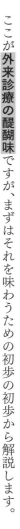

とはいえ、外来診療の深みを知る「到達者」たちから、初級者か極端に苦手な人まで、変わることのない「学びやプラクティスにおける基本骨格」がありますから、伝えたいことは共通しています。

対症療法を考えることは、外来診療を考えることとなり。

見出しは少しふざけてしまいましたが、一応本気です。まずは対症療法を考える、何か対症療法を試みようとするだけでよい。**自分は今から対症療法をするんだという自覚**をあえてするのが大切です。おそらく、多くの医師はこれまで対症療法を真面目に考えようとしたことがあまりないはずです。研修医時代、救急の当直をしながら一緒に診ている一級上の研修医の処方内容を、見よう見まねで学んだり、上級医から「(処方は)何でもいいよ～」と言われて慌ててあんちょこ本を開き、からがら処方箋を作ったりして覚えたのではないでしょうか。

このくだりで一番クリティカルな問題は、この「一級上の研修医」も、適当によしなに処方をしておいてと指示した「上級医」も、**対症療法について真面目に学んだことがおそ**

らくないということです。この構図は深刻です。

少し飛躍しますが、要するに対症療法は舐められてきたのです。さて、少し前置きが長くなりました。ここで対症療法の本質情報をお示しします。

・その場をどう終えるかではなく、次にどうなっているか楽しみにする

このマインドが大切です。やりたくなくても、どうせやらないといけないのが外来です。どうせやるなら医者のほうこそ、次にどうなっているかを少し**楽しみにする感覚を持ちたい**ものです。

「症状観」と「薬剤観」

では、対症療法をするときに処方内容をどのように決めたらよいでしょうか。安全な薬から選び、再診可能性を考慮して必要最低限の日数、そしてきちんと副作用を考慮し、相互作用もチェック、とよくいわれます。また患者背景、服薬アドヒアランスを考慮せよ、

などでしょう。

これらはすべてその通りです。しかしそのようなことは私に言わせれば、枝葉の気配りに過ぎません。対症療法は舐められていたと先ほど言いましたが、対症療法は難しいのです。難しいからこそ、詰めきれず、詰めきれないから考えることをやめ、考えることをやめたために、単純化して「対症療法は面白くないもの」として、今日医師たちの市井に伝わってきたのではないでしょうか。今さらですが「対症療法？　そんなものするに決まっているじゃないか」という方は、この項目は読む必要はありません。そのくらい対症療法に対する意識の差には開きがあります。

私は、対症療法を決めるための軸のようなもの、思考の感覚や方向性、基本的な姿勢について、**二つのマインド**を持つようにしています。初学者・不慣れな医師、あるいは真面目な臨床医ほど、目の前の患者さんを細かく分析します。小さな情報も見逃すまいとします。ここで私が示したい「マインド」はそういうことではありません。ある種の大局観です。外来診療における、対症療法の決めかたの文脈に即した**「症状観」**と**「薬剤観」**を考えます。

症状観

症状観とは、**患者の症状全体の様子、動き・形勢についての診かた**のことです。なぜあえてこのように言うかというと、前述したように、多くの医師は得てして症状や問題点を細かく見過ぎなのです。

たとえば、

① 六十歳女性
② 二、三ヶ月前からの頭痛・頭重感
③ 嘔気
④ 嘔吐
⑤ 非回転性めまい
⑥ 解釈モデル「片頭痛」

という患者さんが来ました。初診です。長い期間の頭痛であり、かなり広範囲かつ多彩な鑑別疾患が挙がります。

「めまいだから非回転性？　本当に回転性ではない？　耳鼻科に受診？」と考える方はいますか。あるいは「嘔気・嘔吐か……。まずは胃カメラから」などとしていないでしょうか。「低ナトリウム血症やホルモンの病気を考えます！」よいですね。でも結果を確認するのに少し時間がかかります。「うつ病かも」確かにそうかもしれません。何か薬をはじめておきましょうか……。

「言葉にしにくい」ことなので私自身も説明できる自信はありませんが、前段で述べたような見立てを行うのは、①～⑤を個別に順序立てて**分析的にみている**という背景があります。②から考えると、当然片頭痛ではなく、非特異的なのであまり重要ではないとすると、③④は消化器症状ということになります。⑤は、回転性ならともかく「非回転性」というとやはり非特異的で、慣れている先生は「注意すべきもの」と考えますし、不慣れな先生であれば「困ったなあ、よくわからないなあ」と、何かを確かめにかかります。

このとき「慣れている先生」は、**湧いた警戒心を広くカバーするという行為に置き換わります**。これはよく聞こえますが、欠点もあります。たとえばやや解決が遠のく可能性があります。かたや「不慣れな先生」はどうでしょうか。わからないから、確かめるしかない。たとえば⑤の非回転性めまいという問題について、耳鼻咽喉科の受診を考慮し、後日の受診申し込みを取り付けたりします。

少し勘ぐり過ぎかもしれないですが、今回のこの⑥のような要素が無意識に臨床医の思考に影響を与えていることが多いと私は考えています。

ところで「解釈モデルを訊け」という教えがしばしばなされますが、解釈モデルなど聞き過ぎてはダメです。十分に検討していないうちは聞いてはいけないですし、ましてや初学者に教えるものではありません。本来は「困ったときは解釈モデルを訊け」とすべきです、そして、むしろ**上級者のための教えとすべき**です。はじめからルーティンで訊いてはいけません。

私なら、⑥を抽出せずに、医師がその患者から発せられる印象について「一言コメント」を挙げておきます。たとえば、

・なんとなく様子がおかしい

といった具合です。もはや感想です。一個一個の症状はあまり強くなく、持続的でもなく、また非特異的な面もあるけれど、その**一個一個の程度を足し合わせた「症状の総量」に比べて、実際の患者の心配や訴えが強いとき、**（心配性・不定愁訴だと思う前に）**まずはしっかり器質因を探すべきです。**

もし①から⑤のリストに「⑥なんとなく様子がおかしい」が加わったら、私ならこの⑥が、全体の調子の足を引っ張っているのでは？　という症状観を持ちます。症状観を持つのは患者ではないです。医師が主体的にみてとるのが症状観です。症状観はあくまで医師の主体性から発せられるものです。

医師は意外と主体的に考えることを避けます。それは不誠実からではありません。むしろ逆で、誠実さを基盤とした「慎重さ」からきています。根拠もなくなんとなく考えてしまって、本当によいのだろうかと。エビデンス・ベースド・メディスン（ＥＢＭ）という概念は、個別医療や担当医の裁量を決して否定してはいませんが、医師が慎重すぎるのははっきり言ってしまえばＥＢＭの弊害なのでしょう（ＥＢＭ、まさかの濡れ衣）。ＥＢＭのせいで、エビデンスがなければ！　と、臨床医に強迫性を与えたことは否めません。

今回の臨床問題は、「なんとなく様子がおかしい患者の①～⑤」と読み替えれば、あまり分析的に考えなくとも、「緊急疾患から考える」という基本中の基本に立ち返ることができます。おそらく一番適当なプランは「頭蓋内精査」です。今回のケース・スタディは実例を元にしていますが、CT／MRIの結果は脳腫瘍（グリオーマ）だったという例でした（もちろん背景などは改変しています）。

ここでは「症状観」の話をしっかりするために、対症療法の話をあえて脇へ置きました。ただしこの感覚（症状感）は、症状を基にした診療全般に通じる話です。

薬剤観

薬剤観とは、ある薬を出したときに、患者がどう思うか、用法を守って飲むだろうか、嫌がるだろうか。副作用と効果のバランス、そしてそれを全体からみたとき、病状や心理がどう動くかなど、患者と薬剤を掛け合わせて考えたときの、動き・形勢をみてとることをいいます。

基本的には症状観の話と同様、細部にとらわれず全体をみる発想です。通常、処方の選択は薬理作用、添付文書情報、あるいは対象となる疾患との効果を示すエビデンス・論文情報などから冷静に判断されます。したがって全体の動きや形勢でみる感覚はあまり意識してこなかったと思います。

付け足しですが、広義には、薬剤観とはある薬がその薬理からどんなふうに作用を及ぼすか、どの方向へ患者が傾けるか、何がしかの変曲点を与えられるかといった、**薬剤名レベルでの薬剤的各論から全体を考える考えかた**でもあります。

▼薬剤観を持つ医師の視座

処方意図をどう伝え、声をかけるか、薬局で副作用情報や用法の注意点などを薬剤師からあらためて聞いて患者がどう感じ反応するか。患者という生き物に薬剤を投入するわけで、その眼差しは、その成り行きをスタンドで眺める感覚に似ています。

私は二〇一九年にブレイク(?)したラグビーの、昔からのウォッチャーです(元上司で、現・医療法人三信会岸病院の吉澤篤人医師がそれを証言してくれるはずです)。みなさんも日本代表の活躍をご覧になったと思いますが、各国の監督(ヘッドコーチ)がどこにいたか覚えていますか？　サッカーや野球のようにグラウンドやベンチにいましたか？

実はラグビーの監督はスタンド、つまり観客席にいます。これは全体を俯瞰できるというのが一番の理由です。そのほかに、基本的にプレーは選手の自主性に委ねられているという前提があります。試合中に関しては監督の直接的・随時的な貢献度が少ないという点もあります。もちろんイヤフォン・マイクを装着し、現場との連絡は取っています。しかし基本は観客目線です。

処方を出した後の医師も、まさに同じです。病歴聴取や身体診察をしているときは、いわば試合前の選手（患者）への直接的なコーチングです。そこで準備と対策を尽くし、いざ処方をし、あとは患者（選手）に任せるわけです。だからこそ、「選手・患者」の自主性が気になるわけです。ちゃんと作戦通りに動けるか？　ちゃんと教えたように薬を飲めているか？　この二つは同じ気持ちだと思います。一応確認ですが、ここで**ラグビーの選手は処方を受けた患者、ラグビーの監督は処方した医者**、という関係性で喩えています。

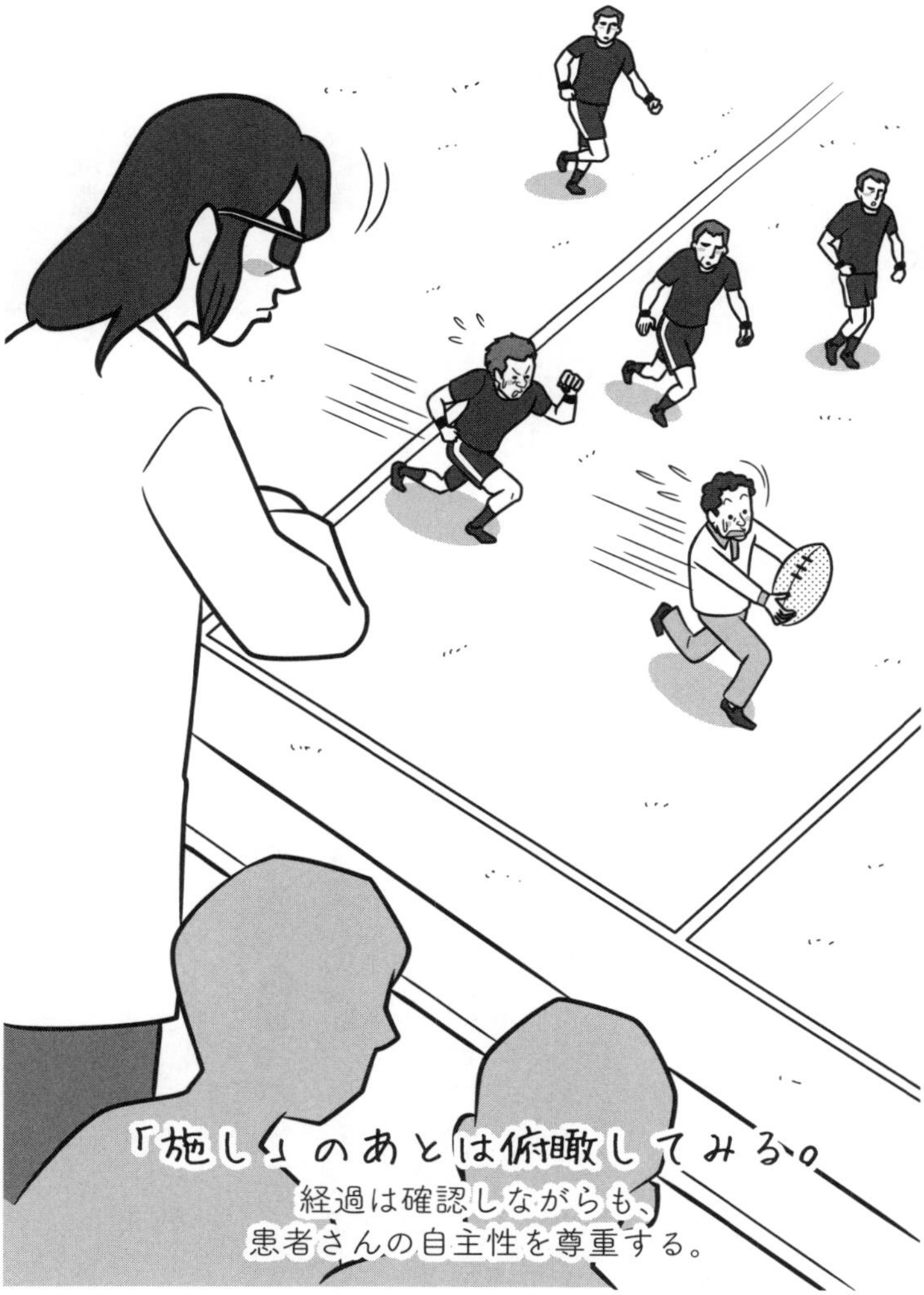
「施し」のあとは俯瞰してみる。
経過は確認しながらも、
患者さんの自主性を尊重する。

▼対症療法をしよう

ここまで対症療法を実践するための心がけについて述べさせていただきました。対症療法をやっつけ仕事とか、患者が望むからやるのではなく、**担当医が積極的に必要性を考える**。そして、繰り返しになりますが**自分は今から対症療法をするんだという自覚をあえてする**ことが大切です。

次項からは、打って変わって具体的な処方について考える【実践編】を展開します。それを読む際には、ここで説明した「症状観」と「薬剤観」という「担当医の眼（clinicians view)」を持つことが活きてくると思います。

⑰ 対症療法をしよう【実践編】～対症療法のための症候学～

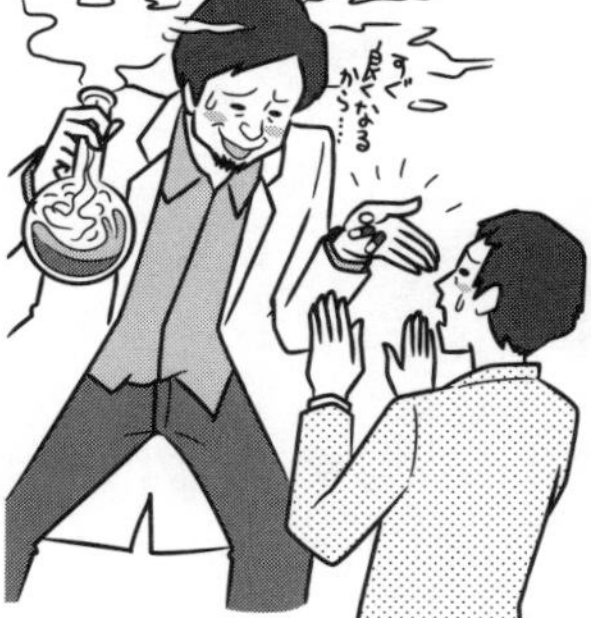

対症療法のための症候学

さて、ここでは対症療法の実践について解説していきましょう。

「対症療法のための症候学」とは、よく考えるとなかなかに新鮮なフレーズです。これは私の作為性も高いわけなのですが、症候学は通常、患者の症状から病態ひいては**診断を抽出・推定するためのもの**です。対症療法のためではないはずです。一方「対症療法のための症候学」とは、診断をすることを指向して症状から考えていくという従前の症候学ではなく、対症療法について決めていくことを指向して考えていくという、新しい症候学なのです。

具体的に説明しましょう。たとえば片頭痛は根本治療ができないので、治療イコール対症療法です。風邪や急性腸炎も対症療法になります。めまい診療でも、脳血管障害や心疾患を否定することが本質で、治療は主に症状緩和になります。頸椎症も、手術適応がなければ椎体の変形自体は治せず、症状への治療が中心です。

一続きの思考

これらを「当たり前ではないか！」と思われましたか。実はそれではダメです。みなさんを論破するつもりは全くありません。ただ**患者さんに対して「そりゃ大変だね」と思ってほしい**のです。

みなさんは、片頭痛や風邪や腸炎やめまいや頸椎症になったことがありますか？　私はあります。片頭痛は長く罹患していました。人生初の「ラーメン二郎」では、喫食後ずっと二四時間、白色の下痢が続いて不安で死ぬかと思いました。頸椎症性脊髄症のデビューも早かったです（画像は三十三歳時の筆者自身の頸椎ＭＲＩ）。

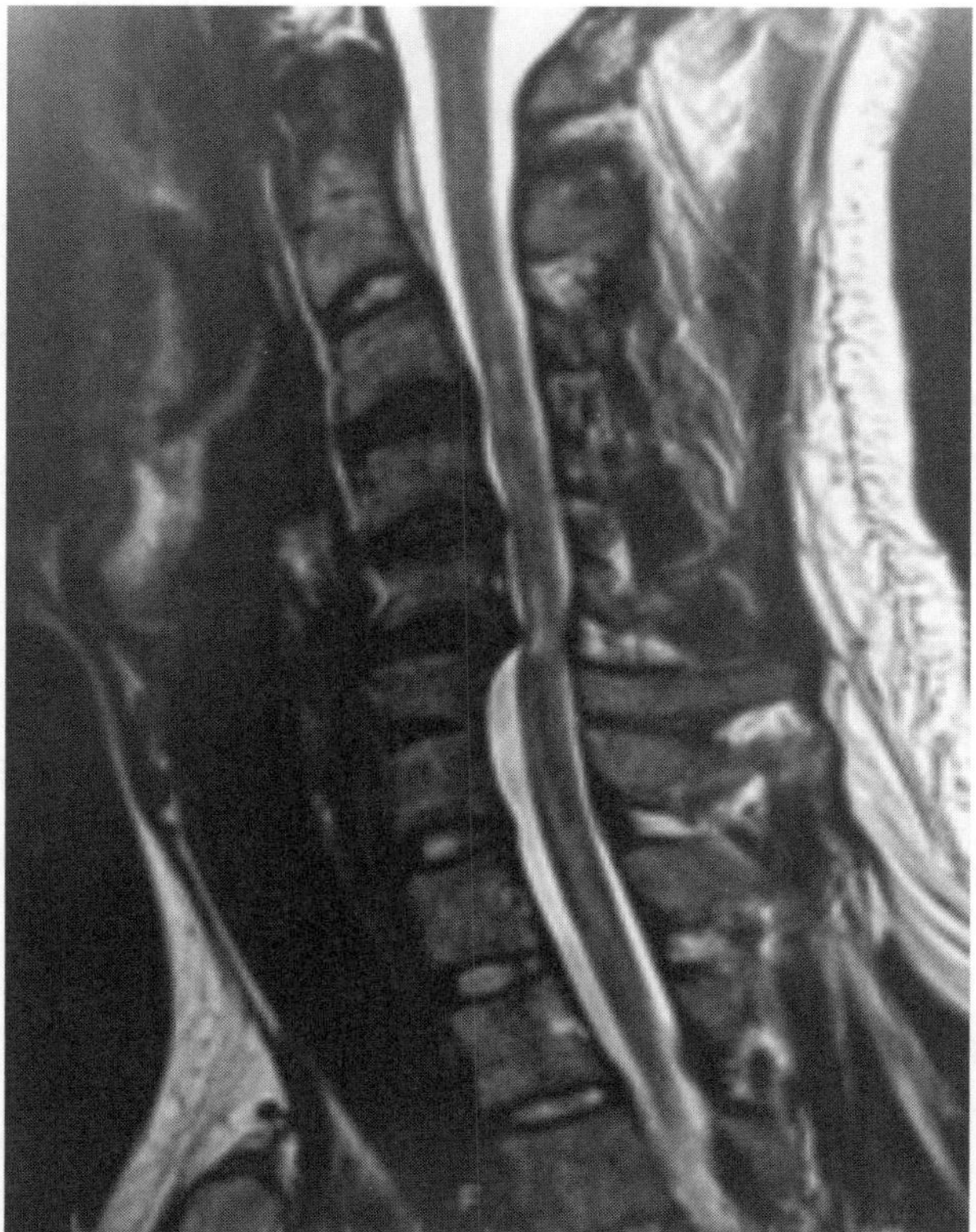

血栓性外痔核にも幾度となったことがあります。痛みで寝返りもくしゃみもつらく、生活がままならなかったのをよく覚えています。

片頭痛も頸椎症も痔も、そして風邪も。どうせ治るし、根本的な治療はないと患者さんにアッサリバッサリしている先生はいませんか。かつての私もそうだったかもしれません。そのような先生方は、まだまだ診断のことだけを考えています。間違いありません。診断至上主義です。診断至上主義の一番の問題は、診断がわかった時点で思考の句点（「。」）が打たれることです。ここはせめて読点「、」でなくてはなりません。**思考の一続きの終わりをどこに持ってくるかは実は非常に重要です**。句読点が多すぎると思考がもたつき、ブレることすらあります。とりあえず、

診断。（マル）

こんなことではいけません。片頭痛も頸椎症も腸炎も風邪も、そうかなと思った瞬間から対症療法を考えるべきです。診断など圧倒的瞬時に過ぎ去らなければいけません。診断はどんな具合かと思い、やがて診断に至り、そこで「ふぅ」と句点を打って小休止しているようでは遅いのです。「**思考の終点を診断としない**」これを今日から心がけてください。

治療が対症療法となる疾患たち

具体的に説明するため、これから四つの疾病・病態について例示します。片頭痛、ノロウイルス感染症、良性発作性頭位めまい症、そして全身の疼痛（疼痛性障害）です。数ある疾病・病態の中でなぜこの四つをチョイスしたかですが、もちろん紙幅の関係もありますが、症候学〜診断〜治療という一連の診療プロセスの中で、「対症療法」とその周辺事項の重要性の占める割合が特に高いものという共通項があります。

言い換えると、この四つの病態は、対症療法を行う上で臨床諸家の間でバラツキが生じやすく、要するに間違い（あるいは患者とのすれ違い）が起きやすいものであると私は考えています。そうした意味で象徴的であるといえる、これら四疾患について述べていきます。

■片頭痛

〈疑いかた〉

十から二十歳台に他人よりも頭痛が多く、そしてひどいことをはじめて自覚するが、困って受診するのは、それよりも年の単位でずっと後。親など身内に片頭痛者がいることが明確なら思春期に発症を見つけてあげることができるかもしれない。

しかし、大抵診断は遅れる。多くの患者は「いつもの」と、ほぼ発作の発症がわかり、一旦頭痛が出てしまうと横になったりじっとしたりしていないとつらい。様子をみていても治らないので鎮痛薬を飲んでみるが、効かない。目や耳を覆いたくなるようなしんどさがある。女性は月経との関連を自覚することがある。休日になると発作が出るという「緊張からの解放」が、発作のトリガーになっていることがある。

〈危険なサイン〉

「三十歳から」と申告したとしても、しつこく問診すると実際には二十歳からはじまっていることが多い。逆に「四十歳からです」と自信を持って言って来る場合は、片頭痛にしては明らかに発症年齢が遅いので、患者のその主張を退け、必ず片頭痛以外の疾患から疑うようにする。五十歳、六十歳の者が「片頭痛」と主張したとしても、顔はにこやかにして心の中では「そんなのありえない」とさっさと片頭痛以外の病気をしっかり疑っていくことが大切である。

〈症状観〉

一回の発作では受診しない。発作を繰り返し繰り返し、過去最大になったとか、いつもなら効く鎮痛薬が効かなかったからなどの理由で受診する（もし初発・初回の頭痛で片頭痛だと主張して受診してきたら、そんな不気味な片頭痛はなんだか怖いので、片頭痛ではない疾患から考えたほうがよい）。

あるいは「直近の発作がひどく、症状はもうおさまってはいるが、最近頻度が多い」という相談で受診することがある。担当医として感じたいのは、患者のこうした若干の主体性の欠如である。だいぶＱＯＬを落としてから受診する。頭痛という症状に振り回され、自ら症状のたちを悪くしている様相である。

〈やりがちなこと・誤った考え〉

アセトアミノフェン一回４００㎎、頭痛時頓用一日三回まで。あるいは、ロキソプロフェン一回６０㎎、頭痛時頓用一日二回まで。なるべく使わないように。単なる頭痛。よく頭痛を訴える不定愁訴的な人。神経質な人に多い。……と、こんなやりかたや認識では決してよくならない。

〈対症療法が要る理由〉

片頭痛発作で下がるＱＯＬの程度を、患者自身が定量できていないことが多い。それも含めて片頭痛という疾患であり、介入が必要である。疼痛は次の疼痛閾値を下げ、つまり痛みが痛みを呼ぶ構造があるため、それを早期に断ち切るために正しい対症療法が必要であることを医療者自身が強く理解する。

〈薬剤観〉

片頭痛の第一選択薬は、NSAIDとしたほうがよい。ただし、治療の第一選択は「薬の頓服方法の指導」である。いくら診断が正しくてもうまく薬を飲めないような人に、トリプタン系片頭痛薬など出しても効かないため（国家試験も無力）、まずはNSAIDで練習する。かなりの割合の片頭痛がトリプタンなしでコントロールできる。トリプタンにも副作用があり、一方でNSAIDはドラッグストアでも購入可能である。

まず、発作が来るか自分でわかるかと問う。体感として八割以上の人は「わかる」と答える。未治療片頭痛の受診者は十中八九、発作後しばらく様子をみて数時間経ってもダメで観念して、ようやくOTCの鎮痛薬を飲むという行動を一様にとっている。ここが介入ポイントである。

はじめはどんな薬でもよいが、とにかく薬を常に持ち歩き、痛みを少しでも感じたらすぐ服用してもらう。仕事中でも、胸ポケットに入れておくとか、ハンカチの中に入れておきトイレに立つと見せかけてこっそり服用するなど、具体的に指導する。鎮痛薬のシートを、家用・持ち歩き用・職場用など分散しておくようにする。

この頓服法がうまくできても頭痛がうまく鎮まらないとき、薬剤の変更をする。アセトアミノフェンの場合は量を増やす、増やしてもダメならNSAIDにする、それでもダメならNSAIDの一回量を倍にする、それでも本当にダメならトリプタンを処方する。

トリプタンは、私は（見てきたような）差別化をあまりしないが、発作持続時間が長いように感じるときはナラトリプタン（アマージ®）を選ぶことがある。ただ、どちらかというと痛みがピークに至るシャープさ・急峻さのほうを優先するので、結局は速効性を重視することも多い。

トリプタンは、胸部不快（圧迫感、のどの締め付け感、息苦しさなど）が起こることがあり、これは心筋虚血との関連は薄いとされているが、四十歳以上では狭心痛と実に紛らわしい。ただし、述べたように四十歳以上という年齢は、ちょうど片頭痛の関与を考えにくくする年齢帯である。片頭痛だと思い込まず精査し直してみる、トリプタン使用は若年者に留めておくと決めておくなどすれば、特に困ることはない。

■ノロウイルス感染症

〈疑いかた〉

流行状況やシックコンタクトの把握に勝るものはないが、突発する嘔気、「噴水状」と形容される勢いのある嘔吐とその反復が特徴。「一晩中便器に張り付いていて、明け方ようやく寝られて、今朝は少し収まっているが昨晩すごかったので来た」という経緯が多い。当然発熱することもあるが、嘔気・嘔吐のインパクトの強さが熱苦痛を完全に凌駕するので、ノロウイルス感染症が不明熱的になることはない。

〈危険なサイン〉

身体診察を実施できた時点で脱水所見を認めるものは、点滴補液の適応と考える。高齢者に多い。意識障害があれば、たとえノロウイルス感染症であると（状況から）わかっていても危険であると考え、入院や積極介入の適応とするべきである。

〈症状観〉

そもそも「嘔気」という症状は本当につらい。患者の嘔気がつらそうだと察せられない医師は、自分で嘔気を感じたことがないのだろうか。また、経験がある者ならわかると思うが、嘔吐はあの何ともいえない独特の「敗北感orz」がつらい。ノロウイルス感染症では、この嘔気・

嘔吐が同時に、急激に、そして激しく起こるため、つらさを通り越して本能が作動するのだと思われる。つまり恐怖や不安である。

ノロウイルス感染症では、「バイタルが安定している」「脱水症状がある」などの、医師の関心事項とは全くかけ離れた部分が、患者にとっては問題なのである。

〈やりがちなこと・誤った考え〉

「治療法がないので対症療法だけです」とだけ言って、整腸剤を三錠分三だけ処方。「点滴の必要性はないですし、病院に来ると人にうつすし、家で寝ていてもよかった」などと言う。こんなことを言う医者は呪われたらよい。

〈対症療法が要る理由〉

対症療法もさることながら、まずは患者が急に強い胃腸炎症状に襲われ、不安と恐怖を覚えたために受診に至ったという経緯に、一定の受け止めをするべきである。

なかでも嘔気は非常につらいため、そうした恐怖や不安をさらに助長させ、不適切な考えや行動（薬が効かないとして服薬を放棄する、頻回に受診をする、精密な検査を求めるなど）につながるため、初回の受診時が勝負である。対症療法の手を緩めない、介入をしきる。こういうことが重要である。

〈薬剤観〉

嘔吐が止まらない状況では、なぜか患者は受診行動に至らないので（つらいからだろうが）、受診時には嘔吐自体は止まり「嘔気＋水様下痢」であることが多い。医師としては腹痛の有無が重要なため、つい訊きたくなるが、急性下痢の患者では大なり小なり腹痛はある。そのうえ、嘔気で通常の判断力や感性を欠いている状況で「腹痛はありますか」と訊いても大抵はイエスになるため、偽陽性が多く混じってしまい、よい質問ではない。

とにかく嘔気に積極的に取り組むのが賢明であり、治療上、最優先とする。制吐剤はまず投与してよい。メトクロプラミド静注は、効果があるように思う。内服は、食後である必要がないことを医師からも明確に述べるべきである。「お薬は必ず食後で」とかなり強固に認識している患者が多い（なぜだろうか？　実は心あたりあるが、ここでは言わないでおく）。

下痢もときにＱＯＬを下げるが、意外と許容できる人も多い。ただ不安なことには変わりないので、あまり**有効な手段がないのはわかっていても介入する姿勢が必要**である。私は整腸剤の大量療法（たとえばミヤＢＭの６～９錠分３や８錠分４など）を出すことも多いが、これで「下痢を止める」という感覚は薄く、患者も知ってか知らずか、薬効ではなくただ自然に治っているのを見ているだけのように思える。

ノロウイルスによる急性腸炎には、五苓散を処方してうまくいく事例を多くみかける。実施可能なら、とにかくまず五苓散を二包飲ませるとよい。ただし、やはり**薬効というより自然に治ったようにみえる**ことが多い。というのも、ノロウイルス感染症は、発症は突発に近いが、改善もまた早いためである。一日おいて受診した患者では、受診時にはもうかなり改善している人もかなりみられる。受診時につらいように思えても、やがて改善するということを告げつつ、処方を実施するとよい。

五苓散の日数は多めでもよいが、制吐剤や整腸剤などの処方日数は、短くても乗り切れることが多い。総じて、**処方内容よりも、処方時のこうした声かけや説明のほうが重要**である。

■良性発作性頭位めまい症（BPPV）

〈疑いかた〉

朝一番寝起きなどで、長時間体動がなかった状態からの動きはじめなどに起こる、突然景色（寝ている時は天井）が流れるような、ぐるぐるしためまい。「ぐるぐる」は病歴聴取上、役立たないと言う諸家もいるが、私は役立つと思う。

比較的強い嘔気・嘔吐を伴い、めまい自体が数分で治まってしまえば、こちらが主訴となることも多い。一方で、めまいが数分あるいは「短時間です」と言えるならば、ＢＰＰＶである可能性が高い。

ただし実際の患者をみるに、患者の体感としては何時間か、たとえば二、三時間は続いたと訴えることが多い。これはあまりに突然、強い発作に襲われたために、めまいのフェーズの切れ目（めまいが治まった瞬間）がわからないためかもしれない。

嘔気はめまいよりも遷延するので、めまい自体が治まっても患者のＱＯＬは低い状態がいくらか続いてしまう疾患である。

〈危険なサイン〉

血圧が上昇している例、神経所見がはっきりと正常とはいえない例では、否定されるまで小脳梗塞や脳幹梗塞があるものとして進めたほうが無難である。病歴では、日中などに起きて活動をしている最中に急に起こったＢＰＰＶは、まずＢＰＰＶとせずに進めたほうがよい。

〈症状観〉

ノロウイルス感染症の項でも再三にわたり述べたが、嘔気・嘔吐は本当につらい。ＢＰＰＶの疾患定義上、医療機関に到着したＢＰＰＶ患者は診察時には強いぐるぐるめまいは止まっていることがほとんどである。厳密に言えば、微細なＢＰＰＶ発作が、生じては消え生じては消えという状況であると推測され、患者は発作の恐怖に目を覆い、嘔気に耐え、頭や身体を動かすまいとしてじっと縮こまっている。

「めまいがつらい」という言いかたをしないことが多い。あるいは「めまいと吐き気、どっちがつらいですか？」と尋ねると「嘔気が強くてつらい」と答える。

発作が過ぎた患者は、次の発作発症をひどく心配する。これを医師が「この患者は神経質だ」とみなしたらおわりである。そんな医者は、一生常時このめまい発作に襲われたらよいのに。

〈やりがちなこと・誤った考え〉

「命に別条はない。めまい発作には効く薬がないです」と説明する。それなのにまた起きたらどうする、と引き下がらない患者を不安症、神経症とみなす。「めまいが治まってから来てもしょうがない」と言う。

つらいから来られないのである。神経質だから出やすい、もおそらく間違っていて、私感ではあるが、BPPVはあまり心身症的要素が多くなく、比較的理不尽な疾患である。

慣れてしまった患者の「オオカミ少年現象」も怖い。いつもの発作と対応していても、いつか本当の脳卒中が混じって来るかもしれない。いつでもバイタルサインや病歴の均一性の有無に留意はする。また中高年以上では脳卒中のリスクを一段上げておくとよいかもしれない。

〈対症療法が要る理由〉

嘔気・嘔吐があまりにつらいからである。また次のめまいへの恐怖や、微細なBPPV発作の不連続反復に由来する回転性めまい（眼振）なども苦痛の要因になる。めまい自体を止めなければという状況は、通常の外来では多くなく、ほとんどが嘔気への対処が中心となる。発作直後に救急搬送され、Epley法だ！　と鼻息が出るようなBPPVは、救急外来か、よほど自宅が近所かのどちらかであろう。

就寝中から起床時など、水分摂取が追いつかない比較的、循環血漿量が少ない状態で発症しやすいかもしれないと考えれば、脱水症が並存している可能性がある。その点も介入が必要な理由となる。

〈薬剤観〉

患者さんは症状がつらいので、薬はちゃんと服用してくれる。ただし頓用する余裕や考える余裕がないことが多いので、頓服ではなく「このように飲んでください」と**決まりで飲む処方箋**を作成すべきである。

BPPVはコモンな疾患であり、一部の風邪やノロウイルス感染症などのように比較的自然に治る傾向がある。そのため諸家たちは「自分の介入」が功を奏しているのだと考えがちである。そうした疾病—薬剤関係にある疾患である。

治療のエビデンスは少なく、自信を持って処方できるのはメトクロプラミドくらいで、これを逆手に取れば、創意工夫の余地がある疾病でもある。

ヒドロキシジン塩酸塩（アタラックス®-P）の投与は、嘔気やめまいの改善につながることもあるが、軽度の発作の場合は眠気や口渇などの副作用が、かえって上回る可能性もある。個人的には、発作にも予防にも五苓散はよいと思う。副作用が起きにくいのがよいところで、ヒスタミン受容体をブロックしないので眠気やめまいの増強感もない。発作後に五苓散を二包飲んで、しっかり水分を摂ってもらう。

これらが効くかが大事ではなく、**発作に対して何をするか患者と前もって打ち合わせておくということが「最強の薬」**である。「またなったらこれを飲んでください。じっとせずに水分をとって動いてください」などと話をしておくと、無用な受診を防ぐことができる。

漢方も飲めないようなひどい嘔気・嘔吐には、OD錠、坐剤、静脈投与などに切り替える。入院を希望する患者の多くは、甘えたりや脳卒中を本気で心配したりしているわけではなく、ただ症状がつらいから希望するのである。対症療法は入院の理由になる（……よね？）。

ここに取り上げなかった薬剤の効果や使いかたに関しては……お任せしたい。ただ**「施し」**

の効果は高いので、それほど効かないかもしれないと思っても、医師の介入が一定の安堵を生むこともまた確かである。

めまいに使われる薬は、眠気や口渇などの副作用が出る薬剤も多い。またメトクロプラミドも、無月経、乳汁分泌などのほか、錐体外路症状、すなわち手指振戦（ふるえ）、頸・顔部の攣縮、落ち着かなさ・焦燥感を起こすこともあり、漫然と処方の継続をしてはいけない。これらの一部はアカシジア、パーキンソニズムと呼ぶが、軽度の場合は副作用であると担当医が自認できないこともあるため、日頃から最低限の使用に留めておくのが無難である。

■全身の疼痛（疼痛性障害）

〈疑いかた〉

疼痛性障害は、繰り返しの診察や精密な検査を行っても、そして長く経過を診ていても、身体的な異常がみつからず、とにかく痛みを訴えてそのことが臨床像の中心になるものをいう。比較的無差別に「どこも痛い」と訴えることが多いが、やや局所から特にここが痛い、と局在があるように訴えることもある。

ここでは疾病分類の詳述は避けたいが、器質的・身体的な疾患がないのに身体症状を訴えるものを、まずざっくり身体表現性障害と呼ぶ。そして身体症状もさることながら、何か重大あるいは特別な病気にかかっているのでは、と恒常的に思い込むのを心気症という。足が動かない・声が出ないなどの神経症状を発しているものを転換性障害、そしてとにかく疼痛が症状や困りごとのメインとなるものを特に疼痛性障害と呼ぶ。

〈危険なサイン〉

精査済み、検討済みのものを疼痛性障害とみなすので、本来は危険なサインなどないはずである。未精査の状態では、がん全身転移、多発骨転移などは重大な鑑別疾患である。熱や炎症に基づくものであれば、血液培養の実施は必須で、これも事前の精査に組み込まれているべきである。

〈症状観〉

一般に「痛みでふさぎ込む」というイメージがあるが、**意外とそうではない**のが疼痛性障害の特徴である。仕事など一定のことはできつつ、痛みのことで困り続けているという様相である。

患者は、痛みを本当に感じている。でっち上げではないので、まずそこを理解する。ただし、疼痛性障害の患者にはいくつかの傾向がある。

一つは、行動がワン・パターンのことが多く（さすがに本当に「ワン」ではないが）、驚くほど単純で、一日、一週間の平均的な過ごしかたを訊いても、ハキハキ答えずパッとしない。

私の診ていたとある患者は、何回かの診察のあとようやくこうこぼした。

「そういえばこの十年、仕事と痛みのことだけでした」

多様な生活は、人によっては疲れることなので、この傾向はあくまで病因論ではないのだが、疼痛の感受性の高い人は多様な生活となることをどこかで回避する傾向にあるのかもしれない。回避といえば、一部は回避性パーソナリティ障害の傾向があるかもしれない。

〈やりがちなこと・誤った考え〉

本当はそんな痛くはないのではないか、と考えてしまうことが一番の間違いである。

詐病ではないし、精神病圏でもない。原因に固執するのが優勢の場合は、疼痛性障害というより心気症的である。これは異常体験という様相が強く、患者は拒むが、本来は精神科の領域の疾病となる。

放置する、治りますと安易な保証を与える、この両極端はダメであるから、この両極の中間に来るように立ち位置調整を常に図る必要がある。

〈薬剤観〉

多くの疼痛性障害の患者の痛みは、アセトアミノフェンやNSAIDが効くような痛みではない。もし効いた場合は、侵害受容性疼痛ということである。たとえば多発腱付着部症である。脊椎関節炎かもしれないという目で見直すことも考える。

疼痛性障害では、プレガバリンなどの薬剤を使うことが多いかもしれないが、反応が乏しい例も多い。ただし、これは治療介入の遅さに起因していることがほとんどであるという印象を受ける。疼痛性障害であるとしっかり診断をした後にやおら治療をはじめるのでは遅すぎる。症状が疼痛なのであれば、アセトアミノフェンやNSAIDが不応であることはさっさと確認して、なるべく早く神経障害性疼痛として治療をはじめていくべきである。早ければ早いほど、慢性疼痛の病態形成機構を軟化できると思われる。

疼痛があるがまま長期化すればするほど、患者の薬剤への「失望」が生じる。失望が深く重いほど、別の薬への恐怖心が増し、ノセボ効果も強く出る傾向にあるように思う。ノセボ効果は、本能的な恐怖のためか、副作用が出ると信じ込むことによって想定以上あるいは薬理学的に考えられないような副作用が生じることをいう。

痛みの慢性化は難治化することが多く、困ることになる。いかに病初期の疼痛への介入が重要であるかということになる。

薬剤への「失望」は、アドヒアランスも悪くする。勝手にスキップしたりすることもしばしばある。慢性的な失望感から、薬の副作用を自身でチェックして、考えられる潜在的な副作用が全部自分に降りかかるかのような心配をしてしまうため、薬物治療がはかどらない。つまり「この薬剤が効く」といった臨床薬学的な議論の土俵に立てないことが、この疾病の問題の本質である。

「対症療法のための症候学」という旅

以上、四つの疾患・病態における対症療法について解説することで、「対症療法のための症候学」という新しい考えかたについて述べる試みはひとまずおわりです。読者のみなさんがどう思われたかは（まだ）わかりませんが、まだまだほかに対症療法が重要であろう疾患は多いはずで、語り尽くせていません。

確定診断による特異的治療・根本治療というものが、理想とされ、ゆえに届かずに遠のいている現象があります。私はそういう、治療されないでいる状態がつらいのです。このとき「対症療法」を考えさえすれば、診療の経過中のどのタイミングからでも、それをはじめられるものだということに気づくことができます。

感染症はどの診療科であっても無関係ではない（から大事だ）、という標語がありますが、「対症療法」も感染症と同じかそれ以上に**どの科どの診療にも結び付くものです**。

さて、各論というのは臨床医の腕の見せ所であり、もっともっと紙幅を割いてたくさんの項目を書き続けたいのですが、まあひとまず大体言いたいことは言いました。もし評判がよかったら、そして気が向いたら「対症療法のための症候学」カムバックします！

できない共感なら、しなくていいけれど

医学部の学生が受験する客観的臨床能力試験、いわゆるOSCEでは、患者に対する共感を態度で示す必要があります。これは仕方ありません。試験なんですから。ただ、現役の臨床医ども（つまり御同輩）に聞くと「共感なんてできない」「共感するヒマがない」と言います。余談ですが、実はこういうふうに言う臨床医に限って患者さんに優しく、そして患者さんも信頼を寄せていることが多いように思います。

さて、ここで言いたいのはOSCEが役に立たないということではなく、患者さんの話です。お医者さんはとにかく真面目で自分に厳しいのだと思います。そんなものいい加減にやっておけばいいのに、自己評価が厳しいために「自分は共感などできていない」となるのです。実際には患者さんはそこまで高品質なものは求めておらず、お医者さんからちょっと気を遣ってもらっただけで嬉しく思うものです。患者さんの求める共感のレベルは、医者が思うよりも低いのです。だから、医者が共感できていないと思っていても、患者さんのほうはそれなりに満足しているということがありえます。

患者さんもわざわざ病院に遊びに来ているわけではなく、また共感を受けに来ているわけでもありません。患者さんからすると、そこは重要ではないのです。

おそらくですが、一定以上の結果を出し、ほんの少しの共感があれば、患者さんは大満足です。共感さえすれば、ではないのです。急に私たちにとってはシビアな話になりますが、「一定以上の結果を出す」というのは難しいですよね。

まったく毛色の違う話になりますが、ある限られた領域の知識や能力は、一定期間ずっとそれに（文字通り）専心・専修していたら、必ず伸びます。外来診療も同じです。これは本来本編で取り上げたほうがよかったのかもしれませんが、大事なことはいつも、口にすべきではないと考えている主義なので、この「タイトル―内容錯誤」な自分自身のコラム内で、密やかに触れておきます。

私が思うに、まだまだ、経験や科を問わず外来診療というものが我流に任されています。もっといえば、外来はブラッシュアップする対象とされていないのだと思います。これは決定的に深刻だと思います。

オペや検査の片手間でやる（しかも説明と同意取得と接客が中心）。病院からやれと言われているからやる。一国一城の主になるため開業したものの、外来診療を勉強し切ったわけでもなく「外来だし、できるでしょ」というような価値観でやる。名誉を守るために言っておくと、小児科医・救急医・皮膚科医・家庭医などは外来診療に対するあり方のようなものがまったく違いますね。外来診療がその専門性の中に染み付いています。

できない共感ならしなくていいけれど、外来診療のスキルは、伸ばすことができます。

どういう制度なんだか知りませんが、年長者となり、何か（何だ？）をやり切った人が外来をするという謎システムが日本にはあるようです。その人たちからすると、その時点で「今さら」外来の診療レベルが向上するという感覚が想像できないのだと思います。

初期研修医が研修として外来をする。これをまだ早いと思うでしょうか。早いと思う人は、それはなぜでしょうか。研修医は接遇に問題がある？　研修医は、入院患者さんは受け持ちますが、では入院しているおばあさんには接遇は必要ないのでしょうか。昼間、研修医に外来をさせないのに、夜間や休日には（一人で？）救急外来をさせている病院もまだあるのでしょうか。外来研修を、本気で考えねばと思いますが、まだまだ今の外来研修は「おままごと」に終わっていますね。裾野を広げることが望まれます。

外来ブースは、ベテランのみが座る高貴な・栄誉ある神殿ではありません。上級者向けの診療の場でもないと思います。あれ？　脱線してしまい「共感」のことを忘れていました。まあ、共感のことは忘れて、まずは外来をやってみましょう！

CHAPTER 4

「また来たい」と言われたい

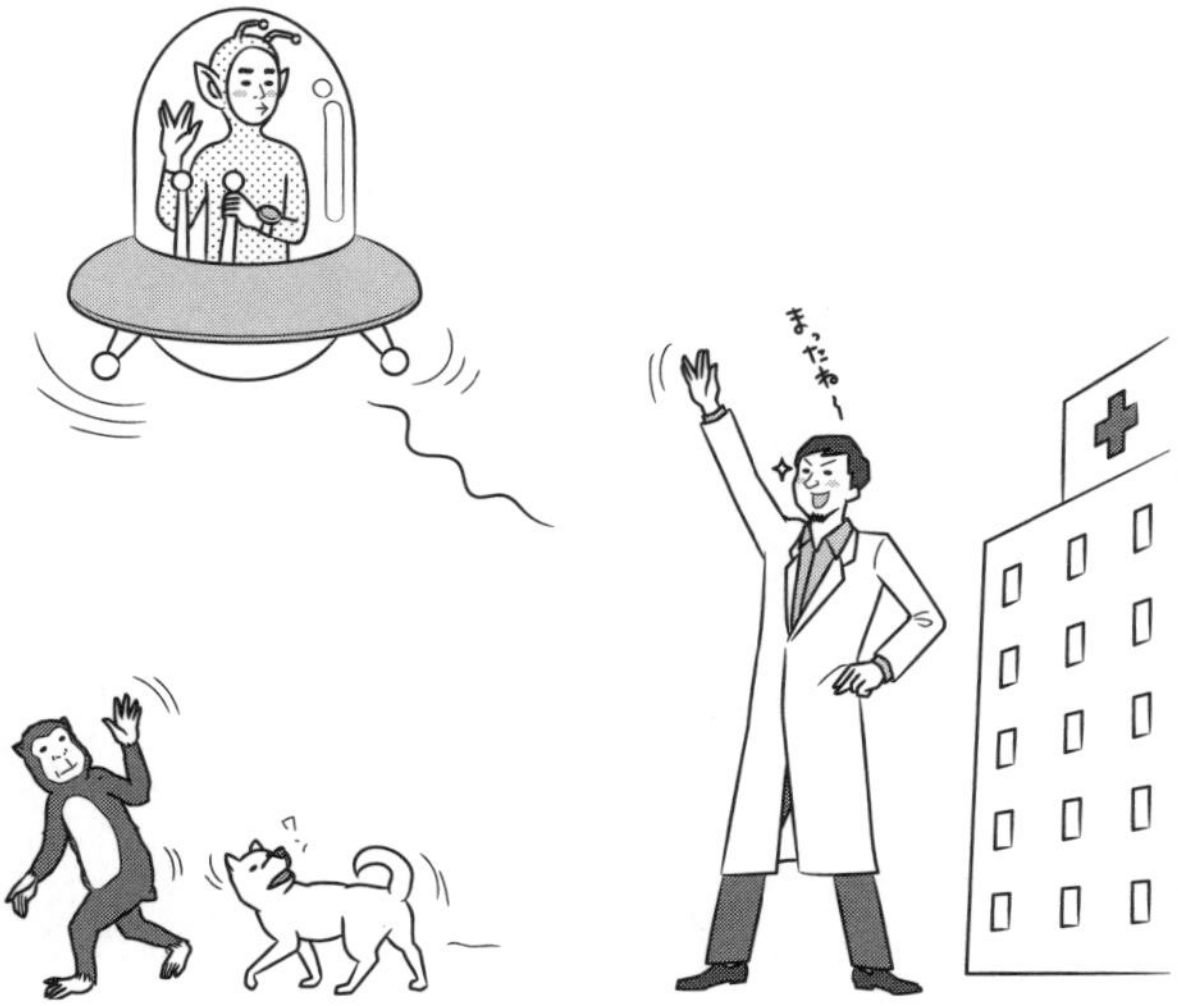

18 またあの先生のところに行こうと思ってもらうために

「普通の」医者はしない配慮をしよう

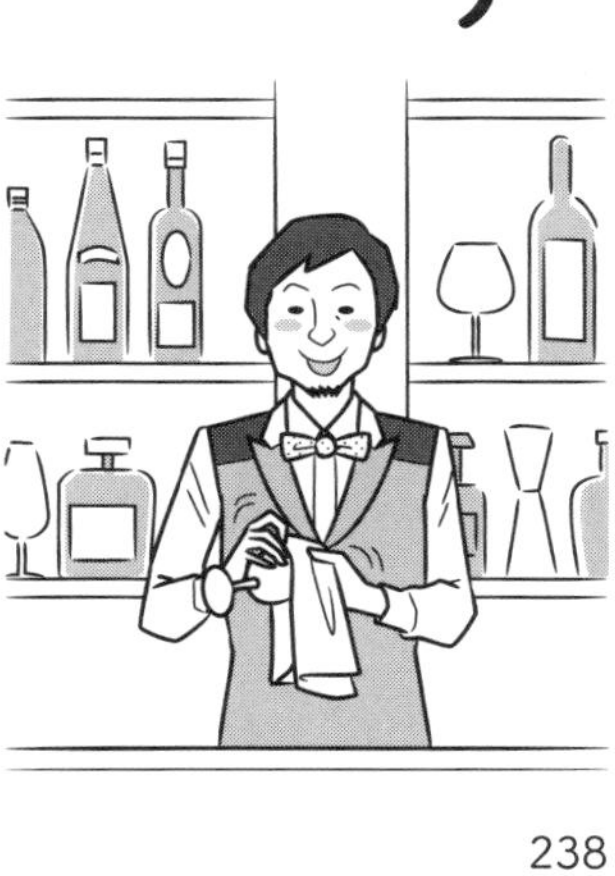

「また来たくなる」を目指しましょうというのが、本書の一貫したテーマです。

ただ、冷静に考えると「また来たくなる」は相対的なことであって、率直に言えば、つまり**競争が起きているということ**です。一部つらい話をしますが、もう二度と来たくない外来、できれば来たくない外来、どちらでもない外来、来いと言われれば来る外来、こういう外来との比較で「また来たくなる外来」が成立しているはずなのです。この事実は受け止めねばなりません。

そこで差別化が必要です。またあの先生のところに行こうと思ってもらうためには、工夫が要ります。この際はっきり言ってしまうと、他の先生（厳密には本書を読んでいない先生）

を出し抜く必要があります！　医療は本来、決して競争ではありませんが、**普通の医者がしないようなこと**をちょっと実践するだけで、わりと簡単に「また来たくなる」と思ってくれるようになります（早く言えば良かったですね）。

ここでは、これまで語らなかった事柄のうち、これだけはというものについて述べていきます。もちろん目指すは、またあの先生のところに行こうと思ってもらうことにあります。

医療費のこと、お金のこと

今でこそ「先生、それって結構高いですか？」と、聞かれることが多くなりました。そうです。支払窓口で患者さんが支払うお金のことです。

私がここで「コスト」の話を持ち出したのですから「日本の医療経済」を憂いている……わけではないと考えてください。日本の医療経済はこころから心配ですが、それをなんとかするのは私の主な仕事ではありません。ここでは、まさに「患者の財布に優しいか」を考えます。

とは言え、「なるべく安く済ませる方法」を指南したいわけではありません。私の眼目はそこにはありません。**お金がなるべくかからないように配慮してくれる医者**っていますか。私の観測範囲では、めったにいないと思います。これは他の先生に差をつけるチャンスです。

なるべく安いお薬を選んであげる・なるべく最低限の検査にしてあげるなどという配慮は、特にその後通院してもらうためには必要なことだと私は思います。必要というより、**窓口支払額が高くないから通院してもらえる**のです。患者さんは、診察が終わった後お会計で支払う額にはけっこう敏感だとお考えください。

これらはトリッキーな発想ではありません。担当医が、少しでもお会計のことを気にしてくれたということが大きいのです。実際に安く済めばこの上ないですし、もし高く感じたりしたとしても、次回以降に担当医にお金のことを質問しやすくなります。これはプライスレスです。医者からお金の話が出た「そういうことを当たり前のように考えてくれるんだ」と思ってもらえるだけで違います。まったく努力せず、良好な関係が構築できます。

患者さんの窓口支払額について、ちょっとだけ考えてみてください。全然違う関係が待っています！

マジックフレーズ「何か聞いておきたいことはありますか?」

これは界隈(?)では有名なフレーズかもしれません。私も使いますので、ここでぜひ触れておきたいと思います。

当然、これは外来診察の終盤に使います。初診でも再診でも、一般外来でも救急外来でも使えます。

「他に何か聞いておきたいことはありますか?」

私の場合は、こんなはっきりとハキハキ、滑舌よくは言いません。音としては、

「ほか……なんか聞いとくことありますか〜」

と比較的ボソッと柔らかく尋ねる感じで口にします。カルテを書きながらなど、何かし

ながらでも構わないと思います。

見出しで「マジック」と表現しましたが、これは本当にマジックとしか言いようがないほどに、このフレーズの効果は高いです。いくつか理由を考えてみました。

一つ目。このフレーズは、よく読むと**診察が終わりを迎えようとしていることを、終わりという言葉を使わずに表現しています**。これはすごいことです。冷え切った恋人や夫婦の別離も、これくらい楽勝でありたいものです（語弊）。このマジックフレーズによって柔らかく、気を悪くさせずに「今日の別れ」をその場で宣言することができます。

二つ目は、文字通りの理由です。患者さんに、その日最後の質問タイムを与え、言い残していること、本当は言いたくても言えずにいたことを聞いてあげる機会をつくるわけです。これは患者さんにとっては本当に気が楽です。

三つ目は、二つ目とも関連しますが、医師に余裕があることをアピールできます。ここは慣れていないと少しハードルが高いかもしれません。というのも、普通は「正直、さっさと外来診察を終えたい」と思うからです。何か聞きたいことがあるかと尋ねて、終盤にまさかの大量質問がこられても困りますもんね。

ただ、実際にはそんなことにはなりません。本質的すぎてあまり言いたくないのですが、

外来診療は「急がば回れ」なのです。うなぎ理論も思い出しておきましょう。早く終えようと力めば力むほど、患者さんというう・な・ぎ・はすり抜けて、期待通りに診察は終わってくれません。早く終えようと力むことをやめると、かえってうまく事が運び、結局の所要時間が短くなるものなのです。

最後はやり残しの確認です。特に患者さんが求めていた・期待していた事柄に対して、医者がそれを聞いていたのに忘れたというのは、非常によくないことです。よくないとは、その場はよくても、患者さんには潜在的に不満が溜まります。きつい言葉ですが、基本的に診療はノーミスでいきたいところなのです。

診察の序盤で、話は聞いていたけれど、結果的に医者がスルーしてしまった・後回しにしてしまった事柄について考えてみてください。患者さんは優しいので、その場ですぐ取り合ってくれずにいたとしても、後から検討・コメント・対処してもらえるだろうと期待します。しかし医者は、悪意なくそれを忘れることがあります。患者さんが期待したことについて、医者が回収できないでいるとモヤっとします。プロットの甘い小説や映画みたいですね。

ぜひ「なんか聞いとくことありますか」と穏やかに訊いてみてください。

「笑い」はあるほうがいい

漫才のような爆笑外来トークができる先生がたまにいますが、それを目指せというものではありません。かといって、作り笑いを強要しているわけでもありません。笑わないことで有名なラグビー選手に、どこかしら愛嬌を感じられるように、なんというか「変人」「変わった人（全然言い換えられていない）」「滑稽」「不思議な愛嬌」あたりが、われらがコミュ力不足・医者軍団の目指す属性でしょうか。

世間からすれば、医者は十分変わり者です。あるいは、興味の対象です。それを逆手にとるのです。真面目だと思っていた先生が、そんなこと言いそうにない先生が、急に「セブン-イレブンのコーヒーの香りのよさとコスパ」について語り出したら面白いし、患者さんが綺麗な刺繍のスカジャンを着ていたとして「これ、かっこいいですね」と医者が言ってきたら、少し人間味を感じますよね。

がっつりではなく、ほんの少し、短時間でいいので、本音あるいは普段の感性で患者さんに絡んでみるとよいです。変化が生まれますよ。

やっぱり「患者教育」

実は私は「教育」という言葉があまり好きではありません。なんだか「言うことをきかせる」というニュアンスを感じてしまうからです。もの知らぬ患者さんに、こう仕向けようという戦略は、やめておいたほうがいいと思います。なんというか、お天道様はみています。

ここで私のいう「患者教育」とは、**患者さんを診療のメンバーに巻き込んでしまおう**とするものです。いろいろと診療のことについて「訳知り」になってもらって、人任せ（つまり医者任せ）、他力本願（検査が答えを教えてくれる、薬が病気を治してくれる）から脱して、主体的に診療に参加してくれることを願うものです。

阻むのは、「定量障害」と「評価障害」

たとえば二年くらい全身がずっと痛いという患者さん。この薬がある程度効くと考え、処方したとします。二週間後、その患者さんに感触を聞きます。このとき、こちらの期待は「無事飲めたかな」とか「十のうち九くらいには症状は減ったかな」という疑問に対して、回答してもらうことにあります。

しかしその患者さんはこう言いました。いえ、大抵の患者さんはこう言います。

「全然変わりません。何も」

こんなことは個人の経験でも、珍しくもなんともありません。日常です。これはどういうふうに考えればよいでしょうか。まず私の考えを先に述べます。私なら、「そんなはずはない」と考えます。本当に本当に本当に全く何も変化がなかったかを、ゆっくりしつこく問いただします。

タネを一部明かすと、このような患者さんはいわゆる「0―100思考」になっています。つまり、痛みについて「痛いか、痛くないか」の二択になっているのです。二年もずっと痛いわけですから、二週間ごときで痛みが0になるわけがありません。こちらも、「どうですか、痛みは無くなってゼロになりましたか」なんて尋ねていません。「どうでしたか」と訊いているだけです。その回答が、いの一番に「全く変わりません」というのは、思わずどういう了見だろうと考えてしまいます。

一種の「定量障害」「評価障害」というのが患者に起きているのだろうと私は思います。つまり、**自分の中に起こったことをうまく定量的に他人に表現できないという困難さ**です。あるいは、**自己評価もできないし、人に伝えることもできないという困難さ**です。

これは実に深刻で、それ自体がこうした慢性疼痛のような難しい患者さんの本質だと思っています。ここまで難しい症例でないにしても、この類のことが、患者さんという人たちにはしばしば起きているかもしれないと思うことは、外来診療の一種のコツです。覚えておくといいです。「この人は、うまく自分の中の実情を、こちらに伝えられていないんだな。そのくらいつらいんだな」と思うべきです。

恐ろしい話ではあるのですが、患者さんの中には、**自分の症状や困りごとがまるで「外から降ってきた」「外部から纏わり付いてきた」かのように考えているとしか思えない人がいます**。ここはオススメの発想の転換ポイントです。真実かどうかは別として、患者さんのことを知る方法論としてこの視点は有用です。

症状は外からやってくるのではないということ

症状や困りごとは、自分の中から発生しているのにも関わらず、「迷惑者」として外から自分の中へやってきたかのような感覚で、（おそらく無意識に）話される患者さんがいます。これを「主体性がない」と断罪してしまっては、もはや元も子もないのですが、難しい症状ほど、なかなかすぐにはよくはなりません。

「自分に症状が何もない世界があるとして、その世界に私はまだ行けていない」……患者さんが、こう本気で思っているのだとしたら、早いところそれを是正せねばなりません。症状のない世界は確かにあるかもしれませんが、それは別世界ではなく、今私たちがいるところから一続きになっています。海の向こうにあるわけでもありません。しいて言えば登山です。これから目的地の山頂に向かって、チームで登山をする感覚です。

治療者はこの構図をほぼ無意識にわかっていますが、患者さんはわかっていません。そこで教育です。「早く私を痛みのない世界へ連れてってください、私にはわかりません」ではなく、一緒に登山の準備（ルート確認、荷造り、トレーニングなど）をして、チームで集まって確認しながら一歩一歩慣れながら、一合目から足を踏みしめて登っていきます。思うように登れないときもあるでしょう。天候が悪いときもあるかもしれません。しかし晴れ間が広がり、山頂を前にして思わぬ綺麗な景色を眺めることができるかもしれません。登山自体に慣れ、気持ちのよい汗をかけるかもしれません。でもまあ疲れますよね。そのような感じです。

早いところ患者さんに介入して、**症状や困りごとを「自分ごと」にしてもらう**のです。そのための教育だったらどんなことでもしましょう。

好かれるか、親切にするか、結果を出すか

さて、この項目のタイトルは「またあの先生のところに行こうと思ってもらうために」でした。前項で触れた、患者さんを「定量障害」「評価障害」などと見なしてしまうのは、一見突き放すように思えるかもしれません。しかし、私の視線はそう見なした先にあり、結果として**診療に患者さんを巻き込む**ということを目的としています。

「一緒にしている」という感覚さえ持ってくれれば、そもそも「またあの先生のところに

行こう」とかそういう発想ではなくなります。**「また行く」も何も、一緒にしていたことを、外来日に「さあまたやりましょう」くらいの感覚でやるに過ぎない**わけですから。

とは言え、「またあの先生のところに行こうと思ってもらう」ことを考えるとします。これは、結論から言ってしまえば、**好かれるか、親切にするか、結果を出すか**の三つしかありません。

「好かれる」のは難しいですが、いったん好かれてしまえば後が本当に楽です。もちろん本書で述べた**距離感**は大事ですが、好かれたらすべてがスムーズにいきます。「好かれる」など感覚的に許せない先生方も多いかもしれませんが、距離さえ守れば「好かれよう」とする努力はいろいろと実を結びやすいですし、いったん好かれたらこれほど楽なことはありません。

「親切にする」のも、腹さえくくれば簡単です。なぜなら「好かれる」とは違い、主語が医師にあるからです。やることもごく単純で、文字通り親切にするだけです。杖を倒したら、拾ってあげる。車椅子を動かすのが大変そうなら、手伝う。雨が降り出していたら、帰り道に滑らないように声をかける。何も難しいことはありません。しかも「好かれるようにする」よりいやらしくないですよね。

最後は「結果を出す」です。「またあの先生のところに行こうと思ってもらう」ことの最強の方法論は、これしかありません。類まれな先生方の能力で、超絶素早い電光石火の診断と、最新のエビデンスと安全性に基づいた効率のよい最適治療。これらをズバッと提供。**はっきり言って最強です**。良好な結果が出ます。「好かれる」と「親切にする」このどちらも無理だという人は、はい、もうわかりました。もうそれはあきらめて結果を出しましょう。そのためには、他人と同じ努力では無理です。

他の先生が「これでいいかな」と思うところをさらに十倍努力して、ハードワークせねばなりません。同僚との飲み会は断り、自分は図書館やカフェに行き、本を三冊通読します。あるいは一日最低一本、通常二、三本の論文に目を通します。勉強だけではダメです。さまざまなジャンルの本を読んだり、趣味に没頭します。食べると眠くなる食べ物はとらず、仕事もすべきことは圧倒的短時間で済ませ、合間に自分の勉強。考察したり考案するようなことには、別途ゆとりを持って取り組みます。信頼できる上司には、一日一回は必ず何らかの問いを立てて尋ねます。内視鏡や手術のように、技術を身につけるタイプの科目であっても、ほぼ同様です。

正直尽きませんが、このようなことをなるべく休まず続けます。すると、数年もすれば、同期と比べてぜんぜん先まで来ていることに気づきます。

そこでやめてはいけません。見渡すのです。そうして、その目で見ると、だいたい同じようなことをして来ただろう（そう多くはない）人たちが目に入ってきます。次はその人たちを意識して進むのです。同じようなことをする人ならライバル、違う業種なら刺激を与え合う相手です。平常時のレベルを上げ、努力を努力と感じなくなったら、ひとまず國松からの合格証をあげましょう（何様）。

さて、なんだかまとまらなくなりましたね。でもどんな形であれ、なんだか懸命に明るく過ごしていれば、不思議と魅力が高まってそれは患者さんにも伝わります。それは、ビジネスライクでも結構です。根っから、頑張らなくても大丈夫です。

コミュニケーション能力がないとか、性格がよくないとか、根暗だからダメとか、一切関係ありません。私も性格は悪いです。一切笑わないけれど、なぜか愛されているラガーマンがいることを思い出してください。無愛想だからダメとか、そういうことではないのです。寡黙だけれど、なぜか患者さんからとても信頼されている先生だっています。

ちょっとした工夫で、そしてあなたのやりかたで。「またあの先生のところに行こう」と思ってくれることは、できるはずです。

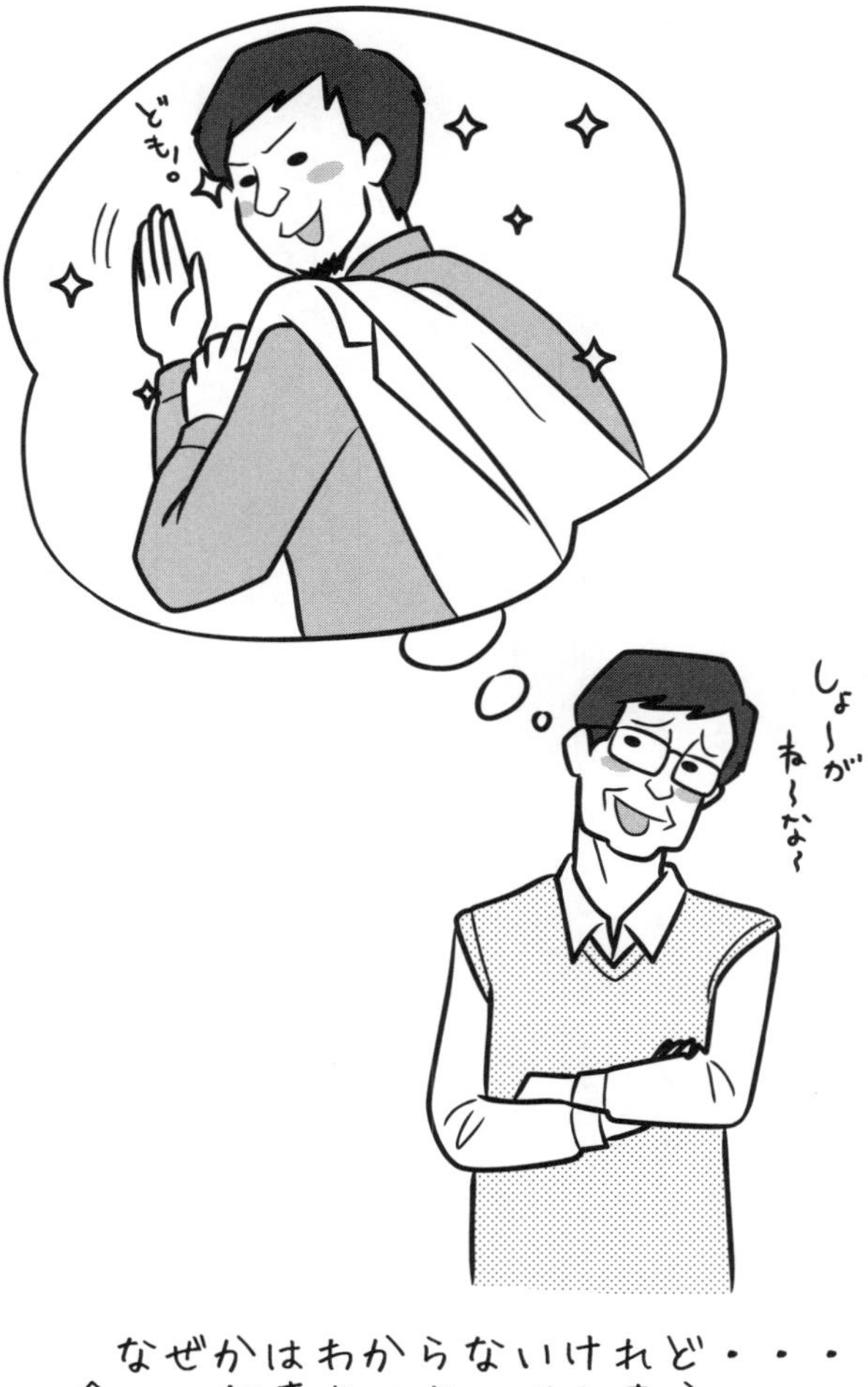

なぜかはわからないけれど・・・
会いに行きたくなってしまう・・・！

Fin. 外来診療の名残

終わりは必ずくる

この本も最後の項目になりました。ここで本書のタイトルの「また来たくなる外来」という言葉について、まずは立ち返ってみます。

この「また来たくなる外来」ですが、何の断りもなくこれまでさらりと使ってきましたが、はじめに聞いたときどう思われたでしょうか。いささか思春期的なナルシシズムに聞こえたでしょうか。あるいは、それなりに外来を地味に頑張ろうとしていたところにそう言われて鼻白む思いをされたでしょうか。その思い、一つ一つに丁寧に回答していきたいところなのですが、ひとまず無視して続けますね。

「また来たくなる外来」という言葉ですが、よく想像してみてください。「また来たくなる」

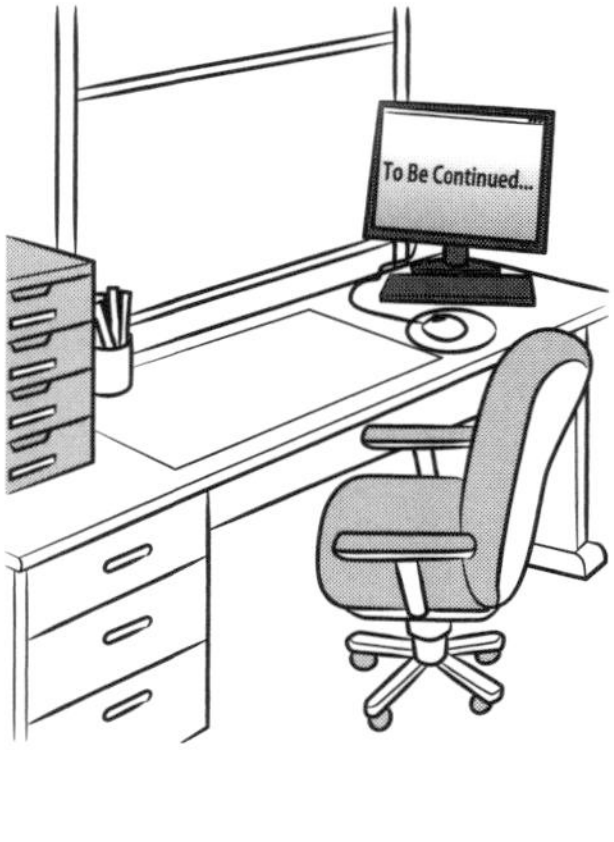

ということは、主語は患者さんにありますが、何らかのかたちでいったん外来診療が終わった状態という意味を内包しています。読者のみなさんは、外来診療自体の実践書として読んでいたのかもしれませんが、実は厳密にはそうではなく、患者さんとしても先生方としても、外来診療が終わり診察室を出て、道々いろいろなことを思って自宅あるいはオフィスに着いて、そしてまた考えて。そんなときに、患者さんが行動として「またあの先生のところに行かないとな」と思ったり、そうなるように先生方がどのように（いつもの自分の診療に）変化と工夫を加えられたりできるか。本書はそういう立ち位置の本だと思っています。

本書の意味や内容の存在感が、診察室の「外」にあるのだということをここに述べておきます。患者さんが「また来たくなる」という考えや行動に移るためには、**再診率が向上するような余韻を残す**必要があります。ここでまだ終わりの挨拶ではありません。

この項ではまず**外来の別れ際**に心がけるべきことを述べていきます。

喧嘩別れはNG

当たり前すぎて特に斬新さもありませんが、終わり際に喧嘩したり恨まれたりしてはダメです。これは何というか、コツやロジックの話ではなく、普通に絶対ダメです。なぜなら「もう二度と行かない外来」になるからです。これは台無しです。途中、イライラしたとしても、必ず別れ際は穏やかに終えたいものです。

患者さんが立ち上がった後も情報収集のチャンス

診療という意味では、外来診療が終わった直後も、次に役立つ情報が満載です。まず立ち上がる様子で下肢の筋力が大体わかります。付き添い者がいる場合では、こちらが診療の終了を告げると、患者さんと付き添い者のプライベート性が医者の眼前で急に復帰することがあります。「私、先にトイレ行くわ、お母さん待ってて」「ママを迎えにいかないといけないのよ、帰りに～」「宮本さんに電話してからじゃないと」などと、要するに超個人的な会話がうっかり診察室で復帰してしまうことがあります。

そのときの顔は、限りなく家にいるときの顔です。逆に言えば、患者という役が終わり患者さんもまた舞台から降りたということでもあります。そうです。実は患者さんも外来という舞台で演じていたのでした。

患者さんには大変申し訳ないのですが、素の状態のほうが診断ははかどります。だから、このときがチャンスです。見逃してはいけません。わざとではないことはわかっているのですが、診察のときに確かめた「筋力の弱さ」に比して、無意識的に立ち上がったり、身支度する動作から類推される筋力が、十分強いということもあります。

また、わずかですが歩容もその場で確認できます。その時点ではもう医師に背を向けているわけですから、かなりありのままの姿といえます。歩容は、ときに言動や表情以上にその患者さんの状態を映し出します。たとえば嘔気があり、状態がひどく悪いことを訴えて、担当医もまた「もしかしたら敗血症かも」などと思わされたものの、すっくと立ち、適正な筋肉をしっかり用いて歩行するのを見たとします。敗血症の本態は組織低酸素ともいえますから、もし敗血症ならきびきび歩くのは難しそうです。

正しく診断をするためには、こっそり患者さんの振る舞いを観察して、正確な評価に努めるとよいでしょう。

心地よい余韻と名残を残すために

診察の終わり際は、とびきりやさしい言葉をかけるのが理想ですが、できますか。お気をつけて、足元気をつけて、またお待ちしています。特に小ワザはありません。

声かけが苦手な先生向けにオススメ法があります。**外来の扉が完全に閉まるその瞬間まで、こちらのすべての作業をやめて患者さんのほうを向いておく**というものです。これは絶大な効果があります。本当は教えたくありませんでした（今さら）。

患者さんは、医者が思っている以上に、診察室の離れぎわギリギリまで先生の顔を見ています。扉を閉めるそのときにあらためて挨拶をする患者さんもいますよね。一度視線を外し、もうこちら（医者のほう）には目をやらないのかなと思っていても、言葉はなくても最後にこちらを一瞥する患者さんもいます（観察し過ぎ）。その一瞥の際に、医者が手を止めてこちら（患者さんのほう）を向いていたら、患者さんはちょっと嬉しくなると思うんですよね。これが効果絶大というわけです。

気の利いた声かけが無理だという先生は、これならば声を一切発さずにできますから、オススメです。患者さん、きっとまた来ます。

治療の終結のしかた「もう来なくていい外来」

ここまで、とにかく「また来る」「また来い」でずっと通して来ました。ただ、そんな私だって、うまくいって早く終診になるといいなあといつも思っています。診る患者さんが減れば楽になるからです。

診療を打ち切ろうとすればするほどうまくいかなくなる、といった話を何度もしました（うなぎの絵も浮かんでください）。ここでは治療の終結のしかたについて少し考えてみましょう。名付けて「もう来なくていい外来」です！

治療の終結のしかたですが、これにも鉄則があります。それは、**こちらから別れを告げない**ということです。下手な設定の不倫ドラマみたいですね。こちらから好きと言わない、こちらから関係を終わりにしようと言わない。ズル過ぎますね（でもそれが人間ですよね）。いえ、今はそういう話ではなくて、一番理想は、**患者さんから診療の終わりを気づいても**

らうことです。

患者さんから「よくなりました。ちょっと自分でやってみます」などと、終診を提案されたとしたら、こんな大成功なことはありません。何がよいのかといえば、主体性の獲得が確認できたという点です。診察で患者さんに主体性を促し、定期通院を通じて患者さん自身に自分の身体を理解してもらい管理法を習得させ、それを継続することで、ついにその主体性が確立したわけです。

この意味では、終診とは「卒業」と同義なのです。「打ち切り」「退学」ではなく「卒業」を目指しましょう。

主体性は医師にも

本書もいよいよ大詰めなのですが、みなさんはこの本を何のために読みはじめたでしょうか。サクッと患者に言うことをきかせたり、ババっと外来が上手になったり。そういう即効性を期待していたでしょうか。

もちろん私もそういうものを目指しました。でもそれは、所詮アンチョコです。この本は自己啓発本なんです。実は私なりに自己啓発本というものを今回、考えてみました。そして自己啓発本で問われているのは「自分の理解に関心を持てるか」ということだと思いました。

この本でここまで私が述べてきたことは、みなさんにとってすべて良好に当てはまる・役に立つとは限らず、場合によっては「それは違う」というものまであったと思います。私はそのことを、意図的に予防していません。

本書の執筆に際して私は巷の自己啓発本をとにかく読み漁りました（99パーセントは立ち読み）。仕事の帰り道に、新宿駅の駅ナカの本屋などにコツコツ通いましたから、最近のものはほぼ目を通したかもしれません。まあ玉石混交ではあるのですが、真の自己啓発本とは、そこにすぐ役に立つことが書いてあるかどうかで勝負していません。**読者自身に自分の役に立つかどうかの判定を委ねている**のです。

本当の意味で自己啓発を促し、行動変容を起こせるかどうかは「自分の理解に関心を持てるか」にかかっていると私は思います。つまり、お手軽で軽薄なすぐ役立つような「TIPS集」の様相ではなく、読み手に対して**学んでいるまさにその自分の理解**を問わせるような本こそが、真の自己啓発本だと思います。

書かれている事柄に対して、どの程度自分と親和性があるか（そもそも親和性があるかどうか）、そしてそれをいかに学べているか、よく理解できているか、そういうことを意識するためのある種の「スコープ」を持っている人は、自己啓発本という類のものが、成長・向上にきわめて有用です。

「自分の理解に関心を持てるか」という問いは、ある意味でこれは「主体性」です。主体性を持たせることを、患者だけに任せてばかりではダメです。医師自身も主体性を持たないといけません。ただ、それをなるべく熱心ではない形で身につけたいものです。主体性を身につけることは、医者の本来業務ではないのですから。

外来診療の適性

外来診療は、緊急疾患や入院患者の病態と比べて、**方針が定まりにくい**です。それは患者が元気だからですが、逆に曖昧なところが多いのが外来です。そのためについ大雑把になりがちです。ただ曖昧さは、多くの人（この場合、医者も患者も含めすべての人）にとって耐え難いものです。その一方で、診断や治療といった「医療」は厳密さ・繊細さが必要ですよね。

この明らかに相反する特性を両方備えているのが理想です。難しいですね。怠惰で雑過ぎて不正確な診療は当然ダメですが、それと同じくらい、勉強熱心で厳密過ぎて正確性にこだわる診療もダメなのです。後者に関して、むしろ良しとされる風潮が医療現場にはあります。私はこれを憂いています。

旗幟鮮明な「正しい」先生は、必ずや倒れます。だから私は、本書の読者であるはずの「怠惰な」先生たちに期待しているのです。先生方は倒れません。だから外来をやれます。むしろ、苦手だ・嫌だ・やりたくないなどと思っているからこそ、向いているのです。

前項で「主体性」などと真面目なことを言いましたが、「向上する」にはちょっとばかりの意識改革は必要です。私は外来をやれる仲間を探していますし、増やしたいと思っています。

診断の話

本書は「外来」に関する事柄を扱っているはずですが、このタイミングになってまさかの「診断」についてのお話です。

この本でも、診療の中心は治療であって診断は……といった物言いで、随所に述べてきました。その考えを訂正するつもりはないですが、私もそう思い至るまでは診断についてはは努力、いえ専心してきました。その結果思ったのは、**診断とは力だ**ということです。診断力ではありません。**診断の効能**のことです。『15　いつも心に「施し」を』の項目では診断は施しではないから、重視されるべきものではないとも取れるような文調を私は意図的に作りました。

ここでまさかの言い直しをしますと、**診断も施しかもしれない**です。よくわからなくても、先生に診ていただいたことが施しです。診断がわからなくても、わからないとわかっ、い、い、い、い、たことが診断かもしれません。すると、理解が一つ進んだことになるので、場合によっては患者さんの安堵につながり、結果的に施しになるかもしれません。

２１３頁で、私自身の頸椎ＭＲＩ画像を示しました。実は軸位断で髄内高信号があり、最初は手術適応とされました。また、痛みもあって、頸椎カラーの常時着用を勧められました。症状はつらかったですし、私は素直にそれを受け入れていました。

そろそろ手術の予定でも立てるかと、当時の上司（２０７頁でも一瞬登場しました）に相談したところ「手術？　その前に違う医者にも診てもらえ。おれの知ってる先生に言っとくから」と一蹴され、私は世にも珍しく、自分の意思に反して強制的にセカンドオピニオンを受けることになりました。

幸い当時の職場から遠くなかったので、ＭＲＩ画像と紹介状を持参して待ち合わせ自体は上司がしてくれたものの、通常通りの手続きで患者として受診してきました。そうしたら、非常に穏やかな態度で丁寧に診ていただき、画像を確認してもらって「うん。筋トレしよう」と言われました。筋トレしたら大丈夫と、手術もネックカラーも特に要らないという見解でした。

診断というものの圧倒的安堵感を抱きました。今思えば、診断力は力だなと思います。**診断は安堵を施している**のだなと思います。

そういえば私も、患者さんに「診断名はないようですが、治療をしていきましょう」と告げると「とても安心した」とおっしゃる患者さんがしょっちゅういます。私は勘違いしていました。「治療」にも安堵の効果があると思いますが、「病名はないけれど」の部分にも安堵してくれていたのだと思い直しました。

治療法がないような難病を診断したときも、私からしたらそれ自体はつらいことであるのに、診断がついたことに深い安堵とともに感謝を述べられることすらあります。診断は力なのです。だから、診断力もやはり、とても大事なのだと思います。

小手先の「外来をうまくやる技術」の習得に、なんとなく抵抗感を覚えた先生は、**本書の内容をかなぐり捨てて、他の追随を許さない超絶診断力を身につけることに身を賭してもよい**かもしれません。たぶんまた来てくれます。そういえばこれも行動変容ですね。書籍の意図としては大成功です。

自分の臨床哲学を持とう

ここまで「自分の理解に関心を持てるか」という話をしました。この言いかたは少し硬かったですね。そもそも何に対しても好奇心旺盛だとよいのですが、外来のこととなるとそうもいかないかもしれません。ただ、少し考えかたを変えてみてください。外来は個人プレーです。**外来で求められているのは個人技**なのです。

これってすごく自由で、気が楽だと思いませんか。世間を見渡してもなかなかないですよ、この自由度。かなりの自分の裁量、工夫を取り入れる余地がある稀有なフィールドだと思います。個人技を用い、伸ばし、それが通用しているかが比較的すぐ自分自身で確かめられるのです。

そこで大事なのは、医師の行動を決めるためのいわば「哲学」です。哲学はもともと自然科学とも親和性が高い学問であることは、ここではいうまでもありません。日常的な疑問を発し、自分に問い、調べ、考え、完全に疑問は解けないにせよ「ひとまずこう考えておこう」と整理する。こうした営為は、すべて本来は楽しいものです。

自分の努力によって得られる技術が、自分自身でわかる形で発揮・表現できることの自由さ・楽しさを、もっと噛み締めてもよいのです。

外来は、自由だ。

おわりに

たくさんの患者さんの難しい症状や困りごとを診ていると、正直本当にしんどいと思うことがたまにあります。しかし、外来診療はつらい仕事ですが、それでも面白いと思うこともあります。あるいは、患者さんの症状がよくなってとても嬉しいと感じることがあります。そのときは、ぜひ、素直に喜んでみてください。ポーカーフェイスに慣れきった、飼いならされちまった私たち。たまには露骨に患者さんの前で感情を出してみてください。

本書で散りばめた、私の「外来哲学」はいかがでしたでしょうか。私はいつも診療の傍らの空いた時間に執筆していますが、今回は外来診療をしながら「自分を認知してみる」という試みをしてみました。そのおかげで色々な発見がありました。普段無意識に近い形でやっていることを、言葉にするのは難しいとあらためて思いました。

「難しい」とはどういうことかというと、言語化困難というよりも、言い果せることができないという意味合いです。率直に言って、自分の中にあるものを今回すべて出し切れませんでした。

こう言うとメモリーや引き出しが多いから、と思われるかもしれません。しかし、それも何となく違います。随時、適時、スキルや考えが改変・修正される感覚なのです。毎回改良を重ね、常に新しい感覚を手に入れるようなもの。つまり、ある時点において文章で表現したとしても、それが読者に届いた時点では書いたときの一割くらいの内容になってしまっているように思えてきます。つまり本書は、みなさんが読まれた段階では、私の外来診療に関する事柄の一割くらいしか表現できていないということになります。

名残惜しいですが、この本もこれでおしまいです。けれど、この本は私の外来の「大全」ではありません。私の外来診療の10パーセントくらいを記したこの本が、みなさんの外来診療のための「勇気」となってくれれば嬉しいです。

10パー？　なめてんのか。と思われた方、ぜひ私の外来に見学にいらしてください。現時点では無料ですよ。

國松淳和

「また来たくなる外来」

意識は高くなくていいんです。ちゃんとしてなくていいんです。うまくコミュニケーションしようとしなくていいんです。とにかくまた来てくれれば。また外来に来てくれさえすれば、うまくいくかもしれないのです。

（「また来たくなる外来」を目指す理由：その意義を示す一例）

「定期的に会う」ということの安心感は、周期し綺麗な三角関数で表せることの美しさに通じているのかもしれません。ここでスキルとしてできることは、患者一人一人の診療に周期性を持たせることです。そのために、患者さんに定期的に診ていくことの良さを示すことが大切になります。定期通院することに、一定の安心とメリットを感じてもらう工夫を、医師はする必要があるということです。

（重要なのは、受診の間隔）

臨床医は、常に「自分」を対象にすべきなのです。この発想の転換は重要です。自分に対して何ができるか、自分に対して何をするか、こういうことを考えていてください。ちょっとした視点の差かもしれませんが、びっくりするくらい、臨床の仕事が長持ちします。

（患者ではなく、自分のことを常に考えよ）

動作、言動、一つ一つにありがとうと言ってみてください。たとえやりすぎとしても、いつもよりもたくさん「ありがとうございます」を挟んでみてください。

（「北風と太陽」の太陽作戦）

好感を持たれることは難しい、そんなの趣味じゃない、などと思っている人は多いと思います。対策がわからないからというのもあるでしょう。おすすめの対策を教えます。それは、会話を「全部、丁寧語で」やることです。いい加減はダメです。ガチガチに徹底的に、です。

（初診の序盤に好感を持ってもらうために）

家族の中で一番、関わりの薄い、なんというかどうでもいい人を想像してください。一番不仲な人、苦手な人、嫌いな人。いなければ一番遠い人でもいいでしょう。患者さんというのを、その人よりもどうでもいい存在としてください。頭の中で。それくらいでちょうどよいのです。患者さんは常に「他人」です。

（患者さんとの「距離感調整」の基本的な考えかた）

「衣装」とはいささか大げさですが、私たちが一日のはじめに診察衣にシュッと着替えると、気持ちが少し引き締まる感覚がありますよね。自分の身だしなみチェックは、外来前に気持ちを切り替えるということにも貢献すると思うのです。

（舞台に上がる前の衣装チェック）

いくらやっても「わからなかったらどうしよう」と繰り返し思い続ける類の不安は、少したちが悪いのです。なぜなら「わからなかったらどうしよう」とは言いますが、そんなことはないはずなのです。別に外来診療なんて、患者さんとの話し合いの中で、相手が何に困っているか・ニーズなどを汲み取り、それがどう実現できそうか落とし所を探すだけです。簡単です。

（外来診療における不安）

一般に「付き添い者」は最重要人物です。小児科に限らず、付き添い者への最大限の配慮をすべきです。（中略）問題はどうやって付き添い者によくするか、こちらの味方につけるか、です。実は、これにはコツがあります。それは、患者さん当人以上に優しくすることです。

（付き添い者への最大限の配慮・付き添い者をどう変えるか）

つらい症状へ、最大限の関心を示す。ただひたすらそれに集中します。そして最短で診断をして診察を終えられるよう、全力を尽くします。（中略）すべて終わって、患者さんと別れるとき、そのときにお待たせしてしまったことを謝りましょう。最後に、そっと謝るだけでいいです。診察がうまくいったならば、蒸し返して怒り返してくることはまずないでしょう。

（お待たせした場合の奇策）

何を考えているか、何を望んでいるか。そんなことを推しはかる「読心術」なんてものはありません。そうではなく、どんな人かを知ることを先に置くのです。

（患者さんの望んでいることを知るために）

病歴聴取を「完成」させるためには、病歴聴取を神聖なものとせず多少漏れがあってもよいと認識し直し、聴取をする前にもう「こういうイメージで」という思いを持つこと。そしてそれは綿密な計画ではなく、実際の病歴聴取に際しても、詳しく訊きすぎず、患者の動揺を誘うことなく、最初にイメージした病歴聴取を一貫して組み立てていく。

（病歴聴取における、医師の恣意性とは）

診断推論、病歴聴取。やっぱり賭けていいのです。賭けた上ですることは、その賭けに一応まずはこだわり、それに合うかどうか検討することです。合うかどうか検討するには、必要な情報を起こし、聞く必要があります。こうして、欲しい情報を恣《ほしいまま》に収集する結果、病歴はつくられるのです。

（初診外来の病歴聴取とギャンブルの類似性）

「一方的に患者さんが話す」なんて、ネガティブな解釈をしていませんか？　その考えを今日からやめましょう。「一方的に患者さんが話してくる」のではなく一方的に聴いているると考えるのです。これがオープンエンド・ヒアリングの真髄です。意識の先は、患者さんにありません。自分です。自分を制御することに集中するのです。

（発想の転換から）

病歴聴取が、洗練されてしかも短時間で終わるようにするには、治療のことをなるべく早く考えるとよいのです。治療のことを考えながら病歴をとるようにすると、あら不思議。びっくりするくらいシュッと病歴が取れるようになり、そのおかげもあって短時間で診察が終わります。

（外来診療の目標）

他人から教わるという方法論は、裏を返せば受け身です。もっと能動的に知りにいかねばいけません。たとえば院内の患者さんならば、カルテ番号を控えておき、時期をみて記録を追跡するのです。紹介状の返事も、最初のご挨拶的なものしか来ていないのなら、紹介先へ電話を入れ、その後の情報を求めてみるべきです。

（仮説生成のトレーニング　その一）

身体診察だけは、医者にしかできない行為で、患者さんが受診して来る究極の意味は診察を受けることであり、医者としても患者さんに外来に来てもらう唯一の意義は、身体診察をするという「施し」をすることにあります。

（治療としての検査、検査としての身体診察）

私たちは、患者さんに複数の選択肢があることを教え、それを提案し、結果や予後はともかく、その患者さんに合わせた一定レベルの「ほっとした」を確保せねばなりません。検査をすることがかえって混乱を生むと思えば、検査をしないことを提案しなくてはいけません。

（豊富な選択肢の一つとしての検査）

自分は今から対症療法をするんだという自覚をあえてするのが大切です。おそらく、多くの医師はこれまで対症療法を真面目に考えようとしたことがあまりないはずです。

（対症療法を考えることは、外来診療を考えることなり。）

なるべく安いお薬を選んであげる・なるべく最低限の検査にしてあげるなどという配慮は、特にその後通院してもらうためには必要なことだと私は思います。必要というより、窓口支払額が高くないから通院してもらえるのです。

（医療費のこと、お金のこと）

コミュニケーション能力がないとか、性格がよくないとか、根暗だからダメとか、一切関係ありません。私も性格は悪いです。一切笑わないけれど、なぜか愛されているラガーマンがいることを思い出してください。無愛想だからダメとか、そういうことではないのです。寡黙だけれど、なぜか患者さんからとても信頼されている先生だっています。

（好かれるか、親切にするか、結果を出すか）

診察の終わり際は、とびきりやさしい言葉をかけるのが理想ですが、できますか。お気をつけて、足元気をつけて、またお待ちしています。特に小ワザはありません。声かけが苦手な先生向けにオススメ法があります。外来の扉が完全に閉まるその瞬間まで、こちらのすべての作業をやめて患者さんのほうを向いておくというものです。

（心地よい余韻と名残を残すために）

患者さんから「よくなりました。ちょっと自分でやってみます」などと、終診を提案されたとしたら、こんな大成功なことはありません。何がよいのかといえば、主体性の獲得が確認できたという点です。診察で患者さんに主体性を促し、定期通院を通じて患者さん自身に自分の身体を理解してもらい管理法を習得させ、それを継続することで、ついにその主体性が確立したわけです。

（治療の終結のしかた「もう来なくていい外来」）

著者紹介

國松淳和　くにまつ・じゅんわ

一九七七年愛知県生まれ。内科医。日本医科大学医学部卒業後、国立国際医療研究センター膠原病科、同センター総合診療科などを経て、現在は医療法人社団永生会南多摩病院 総合内科・膠原病内科に勤務。

リウマチ専門医、総合内科専門医。不明熱や不定愁訴、ニッチな病態などの難しい症例を多く診てきた経験を通して「臓器不定科」を自称するようになる。「普段はコモンも診てます！」が口癖。

著書に『仮病の見抜きかた』（金原出版）、『病名がなくてもできること』（中外医学社）など、他多数。「普段はちゃんと診療してます！」が口癖。

また来たくなる外来

2020年4月15日　第1版第1刷発行
2022年6月1日　　　　　第3刷発行

著　者　國松《くにまつ》　淳《じゅん》和《わ》

発行者　福村　直樹

発行所　金原出版株式会社

〒113-0034　東京都文京区湯島2-31-14
電話　編集　(03)3811-7162
　　　営業　(03)3811-7184
FAX　　　　(03)3813-0288
振替口座　00120-4-151494
http://www.kanehara-shuppan.co.jp/

Printed in Japan

ISBN978-4-307-10200-1

印刷・製本／シナノ印刷
装幀デザイン／小口翔平＋三沢稜（tobufune）